隠れアスペルガーという才能

《新装増補版》

吉濱ツトム
Yoshihama Tsutomu

KKベストセラーズ

新装増補版 まえがき

発達障害は、花に例えれば蘭のような存在

どうやら間違えているのかもしれない……。これまで当たり前とされてきた精神疾患の発症に対する考え方に疑いがもたれています。「脆弱性ストレスモデル」といわれるものです。

いったいどういうことでしょうか。

人には良い遺伝子と悪い遺伝子が棲み分けて存在していて、後者はストレスに対する脆弱性をもっている。悪い遺伝子を多くもっている人が、環境ストレスの負荷によって精神疾患を発症するという考え方のことを心理学では「脆弱性ストレスモデル」といいます。

それに対して、最近の遺伝学における研究では、どんな環境からでも影響

を受けやすい素因をもった感受性の高い人が存在し、マイナス面に大きく振れるだけでなく、プラス面にも高い感受性を発揮する人がいると考えられるようになってきたのです。

心理学者が呼ぶところの「差次感受性仮説」というものです。生まれつき感受性が高い人は、環境によって良くも悪くも影響する。つまり、もともと人がもっている素因には環境増幅装置が組み込まれているという考え方が導入されつつあるのです。

問題があるとされる遺伝子が、環境さえ異なれば素晴らしい能力を発揮する。

これは、僕が普段から主張している「短所（?）は長所の副作用にあたる」というものです。

ＡＤＨＤといわれる人は頭の中がうるさくなるといわれています。それは一方で、さまざまなことがひらめいてしまう「連想力」をもち、「発想力が豊か」な人と考えられます。

アスペルガーの人は環境の突発的な変化に対して狼狽しがちだといわれま

す。それはまた一方で、物事に対する一貫性を求める「強い意志」の持ち主とみなされ、「継続力」がある人と考えられます。

要するに、発達障害の人は劣位的な存在ではなく、凹凸症候群ととらえたほうが正しい。

発達障害の人には、物事を過剰にできる分野とそうでない分野がある。得意なことと不得意なことがある。適応できる環境とそうでない環境がある等々、それぞれその落差が非常に大きかったりします。

しかし、これまで発達障害の人は、適応できない環境に押し込められ、そこで対応できるようになることを強いられてきたのです。「短所（？）は長所の副作用」という理解を自分も周囲ももつことができず、短所潰しに皆が躍起になっていたというわけです。

その結果当然、当人はその環境に適応することなどできず、発達障害と認められでもすれば周囲からは問題児（？）として理解されてきてしまっていたのではないでしょうか。

馴染めない環境に強いられる人にとっては生きづらさを超えて、この世は地獄でしかありません。

増補改訂版の本書では、最先端の心理学の知見やエビデンスに基づいて私がこれまで実践し、または指導してきた人生総合改善法を提案していきます。
また、「短所（？）の副作用としての長所」を存分に伸ばし発揮できるようにするための環境設定の仕方をもお伝えしていきたいと思います。

発達障害は、花に例えれば蘭のような存在。
咲ける場所は選ぶけれど、
適切なそれを見つけたなら美しい花となる。
この本では、蘭として生きられる知恵を君に伝えます。

二〇二三年二月

吉濱ツトム

隠れアスペルガーという才能〈新装増補版〉

目次

序章　なぜか「生きづらい」君へ

第1章 「隠れアスペ」はなぜ気づかれないのか？

第2章　君がまだ知らない「アスペルガーという才能」

第3章　君の生きづらさは「隠れアスペ」のせいだった！

第4章　君の「隠れアスペ」は必ず克服できる！

［序章］

なぜか「生きづらい」君へ

僕のもとに集まる「一見普通だけれど生きづらい」人たち

皆さんは、「アスペルガー症候群」についてどんなイメージをもっていますか？「まともに社会生活を送れないかわいそうな人」「突拍子もない言動をするＫＹな人」「理解しがたいこだわりがあるヘンな人」……そんな印象が強いかもしれません。

しかし、実際はそんな人ばかりではありません。誰からもアスペルガーだと気づかれず、そして自分でもアスペルガーだと気づくことなく、一見ごく普通に社会生活を送っている人も数多くいるのです。かく言う僕も、アスペルガーですが、友人たちからは「吉濱はアスペっぽくないよ」と言われます。

僕の仕事は、アスペルガーをはじめとした発達障害の方やそのご家族に個人指導を行い、症状を改善に導くこと。アスペルガー症候群というのは「広汎性発達障害」の一種で、「高機能型自閉症」「アスペルガースペクトラム障害」と呼ばれることもあります。

僕はこれまで700人以上の発達障害の方を指導してきましたが、その実に8割をアスペルガーが占めています。そのほとんどがごく普通に社会生活を営む常識ある方々で、普通にコミュニケーションをとることができます。超高学歴のエリートサラリーマン、大企業の経営者、芸能人、芸術家……こういった「普通」より秀でた才能豊かな人も大勢います。

なぜこのような人たちが、僕のもとを訪れるのでしょうか？

それは、彼らがとても大きな「生きづらさ」を抱えているから。一見するとごく普通の、あるいはそれ以上の能力をもっているのに、なぜかいつも人生につまずいてしまう。周りの人とギクシャクする。人前に出るとドキドキが止まらず言葉が出なくなる。なにをやっても自信がもてず、自分の無能を責めてしまう。このように、何をやってもうまくいかず、「生きづらい」と感じている人たちが、「なんとかしたい」という切実な思いで僕のオフィスを訪ねるのです。

こういう人たちが精神科を受診したところで「アスペルガー症候群」だという診断は下りません。しかし、確実にアスペの症状をもっている。

実は、アスペルガーには診断名がつく人のほかに、アスペルガー症候群という診断までは出ないもののある程度の症状が見られる、グレーゾーンに位置する人たちがたくさんいるのです。グレーゾーンの、いわば「隠れアスペ」の人たちは、診断がつくアスペ（本書では「真性アスペ」と呼びます）と比べれば、全体に症状が軽かったり、症状に偏りがあったりします。診断テストを受けると、ある部分はバッチリ合致するけれど、他の部分は当てはまらない。そのため、明確にアスペルガー症候群だとは診断されず、本人もそうとは気づきません。

隠れアスペルガーには繊細で頭の良い人が多いだけに、うまく周りと合わせている場合も多々あります。当然、周りの人もアスペであるとは気づきません。しかし、本人はわけのわからない生きづらさを誰にも言えず、長年苦しんでいるのです。ある意味、真性アスペより悩みが深いのが、この隠れアスペだといえるでしょう。

僕の経験から言うと、この「隠れアスペ」は、アスペルガー全体の、少なくとも7割を占めています。そんな「隠れアスペルガー人」について、僕のもとを訪れた来談者から例を挙げてみましょう。

ケース1

東大卒のエリートサラリーマンからニートに転落したAさん（31歳・男性）

東大で常にトップクラスの成績だったAさんは、日本で1、2を争う大手広告代理店に入社しました。大学で物理学を専攻していたのですが、物理の研究職では食べていけないと悟り、まったく違うジャンルの広告業界に飛び込んだのです。しかし、僕のオフィスを訪ねてきたときはすでに退社しており、かれこれ2、3年も家に引きこもりニート生活を送っていました。

Aさんは、もともと真面目で勤勉な性格。広告代理店に入社後は早く仕事を覚えようと頑張っていたのですが、どうも学生時代のようにはうまくいきません。

まず、Aさんはたわいもない世間話、雑談というものが大の苦手。営業に行っても接待の席でもなにを話してよいのかわかりません。始終だんまりで、周囲から浮いてしまいます。

そして、2つの作業を同時に進めることもできません。事務作業中は電話に出ない。急ぎの仕事を頼まれても「今この仕事をやっているから」と断るのが常。みんなが大至急で重要なプレゼン資料を作成しているときに、一人だけ名刺作成に没頭していたこともあります。

急な予定変更があるとパニックになり、上司であろうと「そんなの無理です！」とキレる。口頭で説明されたことは覚えられず、聞きながらメモをとることすらできない。「あの書類、ざっくり作っておいて」といった大まかな指示をされると、意味がわからずフリーズする。だったら質問すればいいのに、「これってどういうことですか？」のひと言が、怖くて言えない……こういったことが積み重なり、仕事は一向に進まない。それでも、自分ではどうすればいいのか、さっぱりわからないのです。

1年目は「まだ慣れていないから失敗するんだ」と考え、持ち前の勤勉さで乗り切りましたが、2年目になっても状況は変わらず。同僚たちからは次第に疎んじられ、時には嫌がらせまでされるようになってしまいました。やがてAさんには抑うつ症状が現れ、欠勤が目立つように。4年目にはほとんど出勤できないほどうつ状態が深刻になり、6年目に退社。それ以来、Aさんは外で働くのが怖くなり、バイトの面接にさえ行くことができず、家に引きこもるようになってしまったのです。

……………

＊

学生時代までは順調に人生を歩んでいたのに、社会人になってから急にうまくいかなくなり、社会からドロップアウトしてしまう――Ａさんに限らず、「隠れアスペ」にはこういったパターンがよく見られます。

Ａさんはもともと学者肌で、学生時代は物理学の研究に没頭していました。一人で同じ実験を何度も繰り返したり、パソコンや資料で調べたりすることがほとんどで、他者とのコミュニケーションをあまり必要としなかったのです。自分の好きなことを延々と規則的に繰り返すのは、アスペルガーが得意とするところ。しかも研究室には似たような境遇の学生しかおらず、会話といえば物理学の話ばかり。そのため、Ａさんは学生時代まで自分のコミュニケーション能力に問題があることに気づかなかったのです。

それが社会人となり、広告代理店の社員となったことで、学生時代には必要のなかったさまざまな人間関係への対応や、複雑な事務処理を求められるようになりました。これまで常に優等生だった彼は、そこで初めて自分の特性を知り、挫折を味わったのです。

そもそも広告代理店というのは、新しいアイデアを出して無から有を生み出す仕事です。隠れアスペルガー人は、既存のアイデアをもとに正確なコピーを作り出すことは得意ですが、物事をゼロから創り出すことは苦手です。実際、他の人が企画書を10ページ書く間に、Aさんは3行しか書けない。そんな状態でした。つまりAさんは、まったく向いていない業界に飛び込んでしまったのです。

会社を辞め、引きこもりになってから、自分の特性についてあれこれ調べ、アスペではないかと疑うようになりました。しかし、精神科を受診しても「あなたはアスペルガーではありませんよ」と言われるだけ。納得がいかず、いろいろ調べたり試したりしたのち、僕のもとへたどり着いたのです。

僕はAさんから生活環境や生育歴、家族関係などをヒアリングして、彼に合ったアスペ対策のプログラムを組みました。それから3年。真面目なAさんは、僕の指導のもと課題を毎日きちんとやり続けて、アスペの症状をほぼ克服することができました。

続いて、僕はAさんの就職支援を開始しました。Aさんに向いている仕事はなんなのか？　なるべく自己完結的で同時並行処理がなく、決められたことを繰り返す仕事。そして複雑な人間関係がなく、自分より目下の人間に接する仕事——さまざまな条件を考慮し、僕はAさんに塾講師の仕事を勧めることにしました。

現在Aさんは、小規模な塾の講師となり、平穏な毎日を過ごしています。

ケース2

デキる女性なのに、ダメンズにばかり走るBさん（35歳・女性）

Bさんは、一流出版社の雑誌編集者として活躍する独身女性。仕事はテキパキとそつなくこなし、周囲への気配りも完璧。見た目もキレイな癒やし系で、同僚や後輩からの信頼は厚く、男性にもモテる。一見、誰もがうらやむような「デキる女性」です。

そんな彼女は、しかし誰にも言えない悩みを抱えていました。それは、人に対して異様に緊張するというものです。

Bさんは、インタビューをするとき、「こんなこと聞いたら、どう思われるだろう？」と考えてしまい、なかなか突っ込んだ話を聞けません。そして、あとで「もっと聞いておけばよかった……」と後悔します。また、編集会議では、良いアイデアがあっても、発言しようとすると心臓がバクバクして手を挙げることすらできません。周囲の人に対しては必要以上に気を使い、いつも「嫌われたらどうしよう」とビクビクしている。ちょっとでも相手の返事がそっけないと、「何か気に障ったのかな」といつまでもクヨクヨと考え込んでしまいます。

なぜ自分はこんなに緊張しちゃうんだろう？　もっと楽に生きられたらいいのに……そう思っていたとき、取材で知り合った会社経営者に「吉濱っていう面白い男がいるから会ってみない？」と勧められたのです。

僕は、Bさんと初めて会った日にこう尋ねました。

「これまで異性関係で苦労してきたんじゃないですか？」

最初は否定していたBさんですが、3回目の面談で、ようやく語ってくれました。

「確かに、これまでの彼氏はみんな無職で、私が生活を支えていました。でも、私はそんなこと気にならないんです」

聞けば、Bさんが付き合ってきた男性は、10代の頃から揃いも揃って見事な「ダメンズ」。全員、付き合い始めたとたんBさんの家に転がり込んで、彼女の収入で生活するようになるのです。Bさんが結婚を望んでもはぐらかす。一日中セックスに付き合わせる。妊娠したら判で押したように「堕ろしてくれ」と言う。暴力や浮気も当たり前……こんなダメンズたちに殴られても、裏切られても、Bさんは「私が悪いんだ」と思い、「ごめんなさい」と謝っていたというのですから、筋金入りの「ダメンズ好き」です。

そんなBさんを心配した友人から、高収入で生活力のある男性を紹介され、2、3回デートを重ねたこともありました。しかし、Bさんはそういう「デキる男」には魅力を感じず、結局いつもダメンズに戻ってしまうのです。こんな異常なダメンズ遍歴について、Bさん自身は、「私って世話好きだから……」としか思っていませんでした。

Bさんのダメンズ好きは、世話好きだからではなく、隠れアスペが原因です。彼女はアスペルガーの影響で重度の恋愛依存症に陥っていました。

「恋愛依存症」と聞くと、「常に恋していないとダメ」という恋多き女のイメージが強いでしょうが、それだけではありません。大まかに言うと恋愛依存症には、セックス依存、ロマンス依存、共依存、回避依存の4種類があります。

＊

セックス依存は、強迫的なまでに性行為を求めてしまうものです。性行為をしているときだけ愛されていると感じる。または、性行為をしないとパートナーに捨てられるという恐怖心に駆られてしまいます。ロマンス依存は、恋愛にハラハラドキドキばかりを求めて、安定すると一気に冷めてしまうタイプ。相手を落とすまでは夢中で追いかけて、落としたら即ゲーム終了。あるいは安定した関係になると、わざとケンカをふっかけて、「今から地球の裏側に飛んでいくから、追いかけてきて！」などと叫んだりします。

セックス依存とロマンス依存は、アスペルガーやＡＤＨＤの人にはあまり多くありません。多いのは、共依存と回避依存です。

共依存は、他者に必要とされることで自分の存在価値を証明しようとするタイプ。回避依存は、せっかく幸せにしてくれる相手が現れても、求められることに恐怖を感じて逃げてしまうタイプです。Bさんは、この両方のタイプを併せもっていました。その根底には、生まれながらの極めて強い劣等感があります。

アスペルガーの人は、脳の構造上、極めて深い劣等感をもっていることが多いのです。Bさんは典型的な隠れアスペであり、「私なんて、生きている価値がない」という意識が根付いていました。だから、人前に出ると「ダメなヤツだと思われるんじゃないか」と緊張してしまう。会議の場でも、「どうせ自分の意見なんて」と発言を避けてしまう。しかし人間というのは、自分の存在価値を証明し、自尊心を保たなくては生きていけません。

そこで、ダメンズが恋愛対象になるわけです。どうしようもないダメな男の前では、「無価値な自分」でも恥ずかしく思わずに済みます。そして、ダメ男なら「この人は私がいなければ生きていけない」「こんな自分でも役に立てる」と思うことができる。劣等感の強い隠れアスペルガー人にとって、それは自分の存在価値を実感できる最高の相手なのです。

逆に、きちんと定収入があって自分で料理や洗濯もできて、友達も多い……こういった「デキる男」には、自分が助けてあげられる余地がありません。そこで、デキる男を無意識に回避してダメンズに走るという、不可解な行動に出てしまうのです。

さらに隠れアスペルガー人は、基本的に優しすぎるほど優しく、人助けを好む傾向があります。そこに劣等感が加わるため、ダメ男を助けることにハマる、ダメンズ好きな女性になりやすいのです。

僕は、Bさんの「私なんて価値がない」という誤った認知を変えるために、認知行動療法などをプログラミングしました。僕の与えた課題に熱心に取り組んだ結果、2年ほどで過緊張がなくなり、のびのびと仕事ができるようになりました。

しかし、恋愛依存症から脱却するのはなかなか大変でした。「なんであんなダメ男が好きだったんだろう?」と言っていたかと思えば、「やっぱりあの人を放っておけない!」と元カレのもとに走ってしまう。やがて再び目が覚めて、「なんであんな男と?」「でもやっぱりあの人が好き!」……このパターンを3、4回繰り返し、完全に恋愛依存から抜け出すまでに、4年もかかりました。

Bさんは今、雑誌の編集長に抜擢《ばってき》され、前にも増して生き生きと働いています。プライベートでは、高収入の知的な男性と出会い、生まれて初めて穏やかな恋愛を楽しんでいるそうです。

ケース3　悪徳業者に騙され続けた元地下アイドルのCさん（28歳・女性）

Cさんは、かわいらしい顔立ちの天然系の女性。21歳のとき、メイドカフェでバイトをしていたところ、芸能事務所の人にスカウトされました。もともと人前に出るのが好きだったCさんは、ハイテンションでこう思います。

「すごいラッキー！　これってスターになる運命!?」

こうして芸能事務所に所属し、アキバ系地下アイドルとして活動をスタートさせたCさん。しかし、これが悪夢の始まりでした。

Cさんのアイドルとしての活動は、小さなライブ会場でのインディーズライブ出演がメインでした。歌ったり踊ったりのステージを、多いときは1日8公演。最終公演が終わると、事務所が経営するガールズバーに向かいます。Cさんをはじめ、所属タレントの多くはこの店で深夜まで男性客の相手をさせられていました。毎日ヘトヘトになるまで働いても、給料はごくわずか。それでさえ、事務所が徴収するレッスン代に消えていきます。

「いつになったらメジャーデビューできるんだろう……?」

所属する芸能事務所は、テレビ局とのつながりがあるわけでもなく、タレントを売り込むノウハウがあるようにも見えません。デビューの見通しがまったくなく、ひたすら酷使される毎日。「もう辞めたい」と何度も思いました。しかし、事務所の社長から「君なら絶対売れる」と言われるたびに、Cさんは嬉しくなって「もう少し頑張ろう!」と思い直すのです。

そんな生活が3年ほど続いた頃、CさんはCDを出すことになりました。「やっとデビューできる!!」と大喜びでレコーディングしたものの、喜びは長く続きません。完成したCDを「全部自分で買い取れ」と言われたのです。

その額、なんと400万円! なけなしの貯金から少しずつ支払っていたCさんですが、ついに貯金が底をつき、社長に「払えません」と訴えました。すると、社長は手のひらを返したような冷たい態度で、彼女にクビを宣告したのです。

多額の借金だけが残り、ようやく悪徳業者に騙《だま》されていたことに気づいたCさん。あまりのショックで家に引きこもり、なにもやる気が起きない毎日。部屋はぐちゃぐちゃでお風呂もろくに入らず、朝方ベッドに入って夕方に起きる。そんな荒《すさ》んだ生活を何年も送っていました。

＊

普通に考えたら「いや、さすがにそれは……」と言いたくなるような怪しい話でも、いとも簡単に信じてしまうのがアスペルガー。アスペの人は、言葉の「裏」を読み取ることが苦手なので、言われたことをそのままの意味で受け取ってしまう傾向にあります。僕の知り合いにも、しょっちゅう怪しい物を買わされたり、投資話に乗って大損していたりするアスペルガー人が何人もいます。

Cさんは隠れアスペなので、事務所の社長の「君なら売れる」という言葉を真に受けてしまいました。ガールズバーでホステスまがいのことをさせられても、「アイドルなんて、みんなこんなもんだよ。他の子は枕営業しているんだから、君なんてマシなほう」と言われれば、「そうなんだ〜」とあっさり納得。普通だったら途中で「おかしいな」と気づくところを、3年間も騙され続けて、さらには400万円もの借金を負わされてしまったのは、隠れアスペならではの「信じやすさ」ゆえだったのです。

Cさんはもともとカワイイ顔で愛嬌もあり、愛されキャラでした。だからこそ「アイドルになれる」と舞い上がってしまったわけですが、引きこもりになってからは、めちゃくちゃな生活から体調を崩し、うつのような状態に。「このままじゃダメだ」と思い、代替医療を学び始めたところ、アーユルヴェーダ（古代インドの医学）の先生に僕のことを勧められたのだそうです。

話を聞くと、Cさんは典型的な隠れアスペだということがわかりました。昔から精神的な浮き沈みが激しく、ちょっとしたことでプチッと切れて怒り出したり泣き出したりしてしまう。そんなことがよくあったそうです。例えば「その服よりこっちのほうがいいよ」と言われただけで、ボロボロと大泣きする。ケータイの置き場所がいつもとちょっと違うだけで、「誰が動かしたの！」と叫ぶ。なぜ自分はこんなことでキレちゃうんだろう？　どこかおかしいのかな……そう悩んでいたところ、僕から「それはアスペルガーの症状だよ」と指摘され、長年の疑問が晴れたそうです。

そこからは話が早かった。僕の指導のもと、生活改善に取り組んだCさんは、すぐに昼夜逆転のだらけた生活から抜け出し、規則正しい毎日を送るようになりました。体調はみるみる良くなり、情緒も次第に安定。人の言うことをそのまま受け入れるタイプなので、僕が言ったとおり素直に取り組んでくれたのです。「騙されやすい」というアスペの短所が、長所に転じた例といえます。

また、若いので学習能力が高かったということもあります。僕のセッションは脳の神経系を新たに構築し直していく作業なので、若いほうが成果の出るスピードが速い。若い人のほうが英単語を早く覚えられるのと同じです。

1年7カ月後には、Cさんは絵を描く仕事で生計を立てられるようになりました。彼女には独創的なボールペン画を描く才能があり、僕はそれを究めることが彼女のためになると踏んだのです（のちほど詳述しますが、アスペには芸術的才能が突出している人が多くいます）。人に邪魔されずマイペースで自分の才能を伸ばす作業は、隠れアスペの人にぴったりです。

現在、Cさんは新進気鋭のアーティストとして、企業から毎月のようにコラボのオファーを得るまでになりました。月30万円ほどの収入を得て、立派に自活しています。

ケース4 勉強はできるけれど、友達と遊べないD君（11歳・男児）

D君は小学5年生の男の子。特に目立った行動もないおとなしい子ですが、少し変わったところがありました。それは、「友達とまったく遊ばない」ということです。

ときどき家に友達が誘いに来ると、お母さんから「○○君が遊ぼうって言っているよ」と呼ばれます。でもD君は、「居ないって言って」の一点張りで、決して家から出ることはありません。

学校の昼休みも、みんなが校庭で遊んでいるのに、一人だけ教室でじっとしています。普通だったらいじめの対象になりそうなものですが、幸いなことにそれはなく、たまには友達が遊びに誘ってくれることも。しかし、誘いに応じるのは

2週間に1回がせいぜい。担任の先生も心配して、みんなの輪の中に誘い出すのですが、D君は見るからにつまらなそう。そして気づけば、一人で教室に戻っているのです。

そんな我が子の様子を先生から聞き、お母さんは心配になりました。しかし、D君は学校のテストではいつも高得点で、特殊学級に入るような知能障害とは思えません。

一方で、D君は時々、理解できない行動をとることもありました。ある日のこと、学校へ行く前に突然震え出して「怖い」と泣き出したのです。なぜ怖いのかと聞くと、「学校が怖い」。学校のなにが怖いのかと聞くと、「みんなといるのが怖い」。そんなことが何回かありました。

また、突然かんしゃくを起こすこともありました。突然テーブルをひっくり返したり、妹を叩いたり……普段おとなしい子なのに、なぜ？　お母さんには理解できません。

クラスの子と話しているところを見ると、異様にたどたどしい話し方で顔が引きつっています。家族と話すときは普通なのに、他の子と話すときは、まるでロボットのようでした。

なぜ普通の子と同じようにできないんだろう？　この子は将来、大丈夫なの……？

お母さんは悩んだ末、発達障害の専門家がいることを聞きつけて、D君と一緒に僕のもとへやって来ました。


…………………………………

＊

僕のセッションには、アスペルガーのお子さんをもつ親御さんが、子どもと一緒にやって来ることも珍しくありません。

ひと昔前まで、「子どもの発達障害は親の育て方や愛情不足が原因」という誤った認識で語られていました。今でも時々「私の育て方が間違っていたのでしょうか？」と言う人がいますが、そんなことは断じてありません。アスペルガーを含む発達障害の多くは「先天的な脳の器質障害」であり、成育歴は一切関係ないことがはっきりしています。

その器質障害の原因は、95％以上が遺伝だといわれています。つまり子どもがアスぺなら、親もアスペである確率が非常に高い。ですから、子どものケアを行うときは、親御さんにも一緒に取り組んでいただく必要があるのです。

さて、D君の「友達と遊ばない」という奇妙な性質は、隠れアスペの子どもによく見られるものです。アスペルガーの子どもの場合、友達と遊ばない理由は以下の4つです。

1　そもそも友達と遊びたいという欲求がない
2　対人恐怖や緊張、怒りなどの否定的な感情が激しい
3　遊び方が理解できない、覚えられない
4　遊んでいる集団への入り方、会話の仕方がわからない

1の「そもそも友達と遊びたいという欲求がない」であれば、改善の余地はほとんどありません。最初は僕も「D君は1かな？」と思ったのですが、よくよく話を聞いてみると、本当は友達と気兼ねなく遊びたいと思っている様子。それを邪魔しているのは、2の「対人恐怖や緊張」でした。「学校でみんなといるのが怖い」と泣いたり、クラスメートと自然に会話ができなかったりするのは、アスペ特有の強い対人恐怖があったからなのです。

同時に、D君は3と4も併せもっていました。遊びたい欲求は確かにあるのに、大勢の子どもと交じって遊ぶにはどうすればいいのか、お友達とどんなふうに話をすればいいのか、さっぱりわかりませんでした。そんなストレスが、時々かんしゃくとなって爆発していたのです。

僕は、D君が友達の輪の中にスムーズに入り、おしゃべりや遊びを楽しむためのロールプレイを考えました。子どもの場合は、自分で自分を管理するのが難しいので、親の協力が不可欠です。僕はお母さんにやり方をこと細かく教え、自宅でD君に繰り返しトレーニングを行うよう指導しました。

同時に、食生活の改善にも取り組んでもらいました。D君のお母さんは健康志向で、マクロビオティックにハマっていました。しかし、ほとんどのアスペルガー人に玄米菜食は禁物です。僕はお母さんに糖質の弊害を説明して、「ローカーボ」の食事に切り替えてもらいました。

すると、わずか1、2カ月ほどでD君の対人恐怖による情緒不安定が治まりました。

子どもは総じて結果が早く出るものですが、D君の場合は栄養面の問題が大きかったので、食事療法の効果がてきめんに出たのでしょう。このローカーボは、アスペ対策の要となる食事療法なので、第4章で詳しく説明します。

さて、ローカーボによって対人恐怖がかなり軽減し、トレーニングの効果もどんどん出てきました。4カ月後には、D君はこれまでが嘘のように活発になり、毎日昼休みは友達と校庭へ飛び出していくようになりました。中学生になった現在も、「学校が怖い」と言うことはなく、多くの友達に囲まれて楽しく過ごしているそうです。

ケース5　東証一部上場企業の社長なのにうつ状態だったEさん（55歳・男性）

Eさんは、東証一部上場企業である医療機器メーカーの社長。技術職として採用され、機器の開発に携わること二十数年。副社長に就任してからも、基本的に技術畑でアドバイザーを務めていました。仕事熱心で会社思いなEさんは、部下たちから「理想の上司」と慕われ、充実したサラリーマン生活を送っていたのです。

それが50歳を目前に、社長に就任したことで一変します。技術畑にいたときは、自分のテーマを自分で追求していく自己完結的な業務が多く、黙々と仕事に向き合っていればよかったのです。しかし、社長になったことで、突然大勢の人間を相手に政治力を発揮する必要が出てきました。

東証一部上場企業ともなると、トップが独断で物事を進めることなどできません。大企業の社長にとって、社内の複雑な人間関係に配慮しながら、大勢の人の意見を調整するのは重要な仕事のひとつです。しかし、ずっと技術職だったEさんに、そういった政治的なはからいができるはずもありません。それでも周囲の期待に応えるべく、社長に就《つ》いたEさん。その心身に異変が現れるまでに、それほど時間はかかりませんでした。

重役会議の最中に緊張して何も言えず、ひたすら下を向いてやり過ごす。ひどいときは、緊張を通り越して居眠りをする。あるいは、取引先との大事な会食の約束があるのに、どうしても気が進まず、結局ドタキャンする。株主総会の前はパニック状態に陥り、嘔吐《おうと》してしまう。やがて仕事に対してやる気が出なくなり、慢性的なうつ状態に陥ってしまいました。

もともと責任感と愛社精神の強いEさんは、それでも精神科に通院しながら、歯をくいしばって社長業を3年ほど続けていました。診断名は、「適応障害」。常に強い恐怖心に駆られ、精神安定剤が手放せない毎日だったといいます。

*

Eさんが診断された「適応障害」という病名の裏には、軽度のアスペルガーが隠れていいます。アスペルガーの人は、「真性」であろうと「隠れ」であろうと、適応障害やうつ病、パニック障害などの精神疾患を併発する可能性が高いのです。しかし、困ったことに一般の医療機関では、そういった精神疾患が発達障害によって引き起こされていることになかなか思い至りません。

Eさんは隠れアスペですが、技術職のうちはマイペースで仕事ができていたので、症状が目立ちませんでした。しかし、社長になってからはアスペが苦手とする人間関係の調整をしなければならず、精神的に緊張を強いられるようになったのです。普通だったら時間とともに慣れるものですが、アスペの人は、生まれたときから強い緊張とストレスを抱えているため、苦手なものについてはなかなか慣れることができません。そのためEさんは、適応障害といわれる心身の異常が現れるまで追い詰められてしまったのです。

社長職を降りようか、それともいっそ会社を辞めようかとも思ったそうですが、Eさんの責任感の強さがそれを許しません。病院に通ってはいたものの、薬を処方されるだけ。これではらちが明かないと、カウンセリングも受け始めましたが、なかなか根本的な改善に至りません。他になにかできることはないかといろいろ模索しているうちに、僕のセッションにたどり着いたそうです。

僕はEさんに、アスペの症状を抑える認知療法や体質改善のためのプログラムを組み、徹底的に取り組んでもらいました。Eさんは代謝が非常に悪かったので、ビタミンB群やたんぱく質の摂取も重点的に行いました。

同時に、忙しい中でも自分の好きなことをして、好きなところへ行く時間をもつようにしてもらいました。Eさんはもともと写真と音楽が好きで、かつてはカメラ片手に一人でフラッと旅に出たり、コンサートに行ったりして楽しんでいました。しかし社長になってからは、忙しくて全部できなくなってしまった。アスペルガー人にとって大事な「自分だけの時間と空間」を確保できず、Eさんはリラックスする場を失ってしまったのです。

そこで僕はEさんに、「好きなことをする時間を、真っ先にスケジュールに入れてください」と告げました。どんなに忙しくても、自分の時間をもつこと。自分の好きな場所に身を置くこと。これを最優先にし、仕事のスケジュールはあとで入れるように指導したのです。

大企業の重役を長年務めてきたEさんは、さすがに根性の据わった人でした。僕の提示した課題を黙々とやり遂げ、1年後には適応障害の症状がほとんど見られなくなりました。先のCさんの項で僕は、「若いほうが結果が早く出る」と言いましたが、50代でも、熱心に取り組めば早く改善する例があるのです。

Eさんは代謝異常が特にひどかったので、肉体面へのアプローチの効果が大きかったともいえます。うつや適応障害といった心のトラブルには、感謝や許しのように精神的なアプローチをする風潮がありますが、僕に言わせれば、体を変えるほうが断然早い。実際、Eさんは精神科やカウンセリングに3年通っても改善が見られなかったのに、僕のところへ通い出したら1年で結果が出ました。

Eさんは現在、かねてより希望していた会長職に就いています。プレッシャーから解放され、もう適応障害の症状に苦しめられることはありません。社長職の頃より仕事に意欲的で、毎日20〜30個のアイデアを出しては事業展開に生かしているのだとか。そして相変わらず、カメラ片手の一人旅を続けています。

*

5人の「隠れアスペ」の例を見ていただきましたが、いかがでしょうか？「自分はこの人に似ている」「職場のあの人は、この部分に当てはまる」などと思うところが、ひとつはあったと思います。それもそのはず、真性アスペはともかく、隠れアスペは決して珍しい存在ではないのですから。僕の実感では40人に1人、場合によっては20人に1人が隠れアスペだといってもいいでしょう。

皆さんがまだ知らない「隠れアスペ」とはどんなものなのか、どのように対処すればいいのか。次章から詳しく解説していきます。

［第1章］

「隠れアスペ」はなぜ気づかれないのか？

日本人の20人に1人は「隠れアスペ」!?

一度に2つ以上のことを同時にできない。人に対して異常に緊張する。人の言葉の裏を読めない。ちょっとしたことでパニックを起こしてしまう……こういったアスペルガー症候群の症状をもつ、一見普通の「隠れアスペ」の人たち。

これらはほんの一例で、アスペにはまだまだ多様な症状があります。しかし、「隠れアスペルガー人」は、これらの症状が障害であることに、なかなか気づくことができません。本人だけでなく、周囲も「ちょっと変わった人だな」と思うだけで、発達障害などとは思いもよらないことが多い。それが、本書で隠れアスペを「隠れ」と呼ぶゆえんです。

一方、アスペルガーの特徴のほぼすべてに当てはまり、かつ症状の出方が極端な人は「隠れ」ではない正真正銘のアスペルガー、本書でいう「真性アスペ」です。このアスペルガー症候群の診断基準に当てはまる人たちは、アスペ全体のごく一部。実際は、診断基準を満たさないのにアスペの症状に苦しめられている、グレーゾーンに位置する人々のほうがはるかに多いのです。

アスペルガー症候群は、教科書どおりにいえば90人から100人に1人の割合で存在します。それに対して、グレーゾーンに位置するアスペの人は、文部科学省発表の数字からの推計や『ガイドブック アスペルガー症候群――親と専門家のために』（トニー・アトウッド著、東京書籍、1999年）などによると、日本人の40～50人に1人くらいとされています。でも、僕の実感としては、20人に1人くらいはいるように思います。発達障害の一種、ADHD（注意欠陥・多動性障害）も、診断がつくのは40人に1人ですが、軽度のADHDなら10人に1人くらいはいるといわれています。

隠れアスペが20人に1人というのは、さすがに言いすぎかもしれません。しかし、40～50人に1人というのは、相当症状が出ている人に絞り込んだ数字です。この絞り込んだ数字を採用したとしても、日本全体で約300万もの人がアスペの症状に苦しんでいる計算になります。これは、国としても見過ごせない大問題ではないでしょうか？

アスペルガーのグレーゾーンについては、これまでメディアではほとんど触れられていませんでした。しかし、僕の知っている発達障害の専門医の何人かは、「確かにアスペにはグレーな存在がいる」と認めています。そして実際、僕のセッションを受けに来られる発達障害の方の8割は、アスペルガーの診断基準には該当しないけれど、明らかにアスペの症状に苦しんでいます。

人数の多さという点では、「隠れアスペ」は真性アスペをしのぐ深刻な問題といえるでしょう。だから僕は、訴えたいのです。隠れアスペの人たちの苦しみを見過ごしてはならない。隠れアスペこそ、最優先で改善に取り組むべき層だ、と。

アスペは生まれつきの脳の障害

アスペルガー症候群は、「広汎性発達障害」の一種で、広い意味での自閉症の仲間とされています。政府広報によると、広汎性発達障害は「コミュニケーションの障害」「対人関係・社会性の障害」「パターン化した行動、興味・関心の偏り」があるもの。その中で言語障害があるものが自閉症、言語障害も知能の遅れもないものがアスペルガーとされます。発達障害には、広汎性発達障害のほかにＡＤＨＤ（注意欠陥・多動性障害）、ＬＤ（学習障害）などもあり、アスペルガーとこれらを併発する人もいます。

では、そもそも「発達障害」とはなんなのでしょうか？

その答えは、非常に明解です。「脳内の器質的障害」が原因で発生する発達の異常。脳のどこかの部分が物理的に損壊もしくは変形し、そのために正常な発達や働きが阻害されているということです。

脳内のどの部分に障害があるかは、現代の科学ではおおよそしか調べることができません。アスペルガー症候群の場合は、脳の一部が委縮していたり損傷していたりするのではなく「神経系が異常に増えすぎている」などという説があります。

障害のある部位によって、症状の出方は異なります。例えば、ものすごく絵がうまいのに計算がまったくできない人もいれば、逆に数学が天才的に得意だけれど絵がまったく描けない人もいる。ひと口にアスペルガーといっても、症状は人によって千差万別なのです。

音楽や絵画など、芸術面で優れた才能を発揮するアスペの人は、その能力に関連する組織の神経密度が異常に高いのではないかといわれています。例えば、絵を描く能力を担っているといわれる角回（側頭葉の上辺にある組織）に隣接する神経系がなんらかの理由で損傷していると、それを補完するために角回の神経系が発達する。結果として、角回の神経密度が高くなり、芸術に関して突出した能力を発揮するようになるのだと考えられます。

いずれにせよ、この脳の器質的障害の多くは先天性のもの。つまり、アスペルガーを含む発達障害の大半は、生まれつきの障害なのです。

にもかかわらず、自閉症は「親の愛情不足」、ADHDは「しつけの問題」などと誤解される時代が長らく続きました。自閉症児には子どもを抱き締める「抱っこ療法」が盛んに用いられるなど、いま思えばまったく見当違いの対策がとられていたのです。

隠れアスペと真性アスペの違い

アスペの症状は多種多様ですが、基本的には真性アスペのほうが、隠れアスペよりも症状が極端に強く出ます。僕の仕事は、マイナスの方向に出てしまうアスペの症状を改善すると同時に、プラスの方向に伸ばすことにあります。その点、真性アスペよりも隠れアスペのほうが改善させるのは容易です。隠れアスペは真性よりもマイナスの症状が大幅に少なく、プラスの症状を数多くもっています。言い換えれば、アスペならではの長所が多く、短所が少ないという喜ばしいアスペなのです。

真性アスペの場合、マイナスの症状が極端にひどいけれど、プラスもまた極端に良いという特徴があります。例えば極めて意志力が弱いという特性を、僕のセッションによってプラスの方向へ転換すると、今度は尋常ではないほど意志が強くなるのです。

僕は真性アスペの中でも、重度の「どアスペ」です。僕自身の経験でいえば、それまで山のように甘い物を食べていたのに、食事をローカーボに切り替えると決めたら、次の日からピタッと止められました。普通だったら、徐々に糖質を減らして少しずつ慣らしていくところですが、真性アスペは、こうと決めたら一瞬でスパッと変えることができます。白か黒か、とにかく極端なのです。

こういった真性アスペの異常なまでの意志の強さは、隠れアスペにはありません。隠れアスペの場合は、全体に振り幅の大きさが真性よりも小さい。簡単にいえば「普通の人」に近いのです。良くも悪くも、度合いの強さは真性に敵《かな》いません。

アスペルガーには天才が多く、アインシュタインやビル・ゲイツもアスペだったという話を聞いたことのある人は多いでしょう。確かに、アスペの症状がプラスの方向に向かうと、天才的な能力を発揮することはあります。ただし、そういった突出した天才は真性アスペであり、隠れアスペではありません。

アスペルガーは総じて知能指数が高い傾向にありますが、真性となるとIQ140以上という極端な人がざらにいます。隠れアスペにはそういう天才はいませんが、IQ120以上の「秀才」は多い。ちなみに東大生の平均IQは120です。

アインシュタインのような天才にはなれないけれど、マイナスの症状が少なく、プラスの症状が多いのが隠れアスペ。マイナスの症状をうまく抑えてプラスの症状を伸ばせば、社会的に成功したり才能を生かした職業に就いたりすることは十分可能です。実際、アスペの症状が原因で仕事がうまくいかなかった人も、僕のセッションで症状を改善した後は、ほぼ全員が無事就職を果たしています。

親も気づかない「子どもの隠れアスペ」

僕のもとへは、アスペに悩む本人だけでなく、子どもの発達障害に悩む親御さんもよく来られます。たいがいはADHDとアスペを併せもっている子どもで、アスペの中でも隠れアスペが多いのは、大人と変わりません。

　僕のもとへ隠れアスペのお子さんを連れてこられる方は、発達障害について相当勉強をしています。そうでなければ、子どもの隠れアスペに気づくことなどできません。これが真性アスペなら、まだ異常に気づきやすいのですが、「隠れ」の場合は、親も学校の先生も、たいがい症状を見逃して、大人になるまで放置してしまいます。

　親が我が子のアスペに気づけない理由のひとつに、発達障害に対する認識不足が挙げられます。特にアスペルガー症候群については、一般の人はもちろん、教育関係者や小児科医でさえも、十分な知識をもっていません。精神科の医師でさえ、「アスペの人は笑わないんでしょ」「視線を合わせないんだよね」といったとんでもない誤解をしていることがあります。そのような状況のなか、我が子がちょっと他の子と違うと感じても、アスペのせいだとは思い至らないわけです。

　また、障害という言葉に常人とかけ離れたイメージ、劣っているというイメージがあることも挙げられます。障害児＝「劣った子ども」と思っているので、「まさかうちの子が障害児だなんて」と認めたがらないのです。

　さらに言えば、子どものうちはみんな発達障害に似た動きをするので、わかりづらい。元気な子は多動のように走り回るし、子どもなんだから空気を読めるほうがおかしいくらいです。なので、専門医でも、「隠れ」の場合はアスペだと診断できず、「いやあ、子どもはみんなこんなものですよ」と言って帰してしまいます。結果として、「気のせいかな」と疑念にふたをしてしまうか、「私の育て方が悪いのかしら」と後天的な要因だと誤解してしまうか、どちらかになるのです。

子どものアスペを放置していると、症状がどんどん深刻化して改善しにくくなってしまいます。なるべく早く親がアスペに気づき、対策に取り組んでいただきたいところですが、残念ながら、ほとんど見過ごされているのが現実です。

大人になってからアスペにつまずく人々

アスペルガーは先天性の脳の器質障害ですから、アスペの人は、真性であろうと「隠れ」であろうと、生まれたときからずっとアスペです。それでも「隠れ」の場合は、真性アスペより症状の度合いが弱いので、親は我が子が発達障害であることになかなか気づくことができません。多くの場合、本人も障害があるという自覚のないまま成長していきます。

そんな隠れアスペの子は、大人になるにつれ障害が目立ってきます。子どもの頃はちょっとおかしな言動をしても、親や学校の先生がフォローしてくれたので、障害が目立つことはあまりありません。しかし大人になると、自分の言動は自分の責任とみなされ、周囲の人にフォローしてもらえることが少なくなります。アスペの人は、症状のせいで仕事中にミスをしやすいので、社会人になると特に目立ってしまいます。

また、当たり前ですが、大人になれば周囲から大人としての行動を求められます。アスペルガーの人は、ある一面においては非常に早熟で老成していることがあるのですが、基本的な性質は子どもそのもの。思ったことをストレートに口にしてしまったり、遠回しな言い方を理解できなかったり、やりたいことをやり遂げることに異常に執着したり。言動が子どもじみているから、大人になるにつれて、年齢と言動のギャップが目立ってしまうのです。

仕事や家事など、アスペが苦手とする「やらなければいけないこと」が爆発的に増えるのも要因です。前章で紹介した東大卒のAさんが、まさにそうでしたね。学生時代は、話の合う仲間とだけコミュニケーションをとり、自分が興味のある研究だけに没頭していればよかったのですが、社会人になるとそうはいきません。事務や人付き合いなど、たくさんの苦手な物事に一気に直面して、ミスを連発したりパニックを起こしたりしてしまいました。

こういった理由で、社会に出たとたんにアスペルガーが目立つようになる人が多いのです。学生時代まではそれほど生きづらさを感じていなかった人も、社会に出て初めて「自分はちょっと人と違うんじゃないか？」と気づく。そして人生につまずいてしまうというのが、よくあるパターンです。

隠れアスペは、行き場のない「発達障害難民」

「自分はちょっと人と違うんじゃないか？」と気づいてからも、隠れアスペルガー人がアスペルガーだと自覚するまでには長い道のりがあります。

ネットや本で調べれば、自分の症状が「どうやら発達障害によるものらしい」と見当をつけることはできます。しかし隠れアスペの場合は、ネットなどに掲載されている「アスペルガーの特徴」のすべてに当てはまるわけではありません。当てはまる部分もあれば、まったく当てはまらない部分もある。むしろ真逆の部分もあり、その差があまりにも激しいのです。そのため「アスペだと思ったけど、やっぱり違うのかな？」と混乱してしまいます。

実際のところ、アスペの特性というのは実に多種多様で、誰もが多少はもち合わせている性質でもあります。アスペの場合はその度合いが強すぎるというだけ。例えば「緊張しやすい」という性質は、誰にでも当てはまるといえば当てはまります。しかし、「毎日顔を合わせている同僚にも緊張する」「プレゼンのたびに、緊張のあまり吐いてしまう」というのは極端すぎますよね。このように極端な症状をもつのが、アスペルガーなのです。

その極端さが「生きづらさ」につながっているのですが、「隠れ」程度だと、周りの人には理解してもらえません。自分がどれだけ苦しんでいるかを訴えようとしても、言葉ではその極端さがうまく表現できません。「緊張しすぎてツライんだ……」と友人に相談しても、「そんなの誰にでもあることだよ！」と肩をポンポンと叩かれて終わり。こうして周りに理解されることもなく、自分自身でも理由に思い至らず、モヤモヤとしたまま苦しみ続ける……これが隠れアスペならではの悲劇です。

その点、真性アスペなら、アスペの特徴のほぼすべてに当てはまりますから、自分で調べても納得がいきます。それ以前に、症状の出方が強いので、家族や周りの人がなんらかの障害だと気づく可能性が高い。そして医療機関を受診すれば、間違いなくアスペルガー症候群と診断されます。

アスペルガーと診断が下りれば、障害者手帳をもらえ、さまざまな面で金銭的・社会的な優遇を受けられます。就職でも、障害者枠を利用できるというメリットがあります。

一方、隠れアスペにはそれが一切ありません。専門医を訪ねても、「いや、あなたはアスペルガーじゃありませんよ」と言われて追い返されるのが関の山。残念ながら、精神科の医師の中には発達障害のことをあまり理解していない人も少なくありません。ましてや「グレーゾーンに位置するアスペ」の存在など、まったくわからない。わからないから、教科書どおりの診断基準に当てはまらなければ、どうすることもできないのです。

さらには、「ストレス性の抑うつ症状ですね」などと見当違いの診断を下し、抗うつ薬を出してしまう「専門医」までいます。実際は、脳の器質性障害であるにもかかわらず……。

自分の生きづらさの正体がなんなのか、ここがはっきりするだけでも、気持ちはずいぶん楽になるものです。「なるほど、脳に障害があったのか」とわかれば、劣等感にさいなまれたり緊張で震えたりするときも、「障害のせいだ」と自分を納得させ、症状を落ち着かせることができます。僕のもとを訪れる来談者の方々も、「発達障害ですよ」「軽度のアスペルガーですよ」と言ってあげると、皆さんホッとした表情で納得されます。

しかし、まだ見ぬ多くの隠れアスペルガー人たちは、どこにも行き場のない「発達障害難民」としてさまよっています。病院に行っても原因がわからず、周りの人にも理解してもらえない。障害のせいで就職できないのに、福祉も受けられない。症状は軽度であっても、むしろ生きづらさは真性アスペより深刻ともいえるのです。

アスペがわからない日本の専門家たち

隠れアスペルガー人が「発達障害難民」となってしまう背景には、日本の精神医学の遅れがあります。

例えばＰＴＳＤ（心的外傷後ストレス障害）という概念がアメリカで広まったのは、60年代に深刻化したベトナム戦争のとき。帰還した兵士の心のトラブルとして知られるようになりました。

しかし日本ではそれより大きく遅れをとり、１９９５年の阪神大震災のときに、ようやくＰＴＳＤという言葉が使われるようになったのです。

日本のカウンセリングの草分けとされる精神科医・河合隼雄さんは、阪神大震災の後、初めてＰＴＳＤという言葉を聞いたそうです。日本の精神医学がどれほど遅れているか、如実にわかるエピソードです。

また、精神科医がアスペルガーという新しい概念を受け付けないという残念な背景もあります。これまでアスペ特有の「生きづらさ」を、さんざん心の問題として扱ってきた手前、脳の器質的障害が原因だったとは言いづらい。今まで築いてきた自分の実績や権威が崩れてしまう。

つまり、医師たちは自分の保身のために、今さら「原因はアスペルガーでした」とは言えないわけです。

もうひとつ、アスペの症状は、本来誰もがもっているものです。症状があまり強くない限り、強すぎる劣等感も傷つきやすさも、「そういう性格なんだ」ということで説明がつくといえばつきます。そのため、障害だとは認識されず、カウンセリングなどで解消していくという判断になりがちなのです。

精神科医のほかに、心理カウンセラーを頼る隠れアスペルガー人もいます。しかし、心理学の専門家は、得てして発達障害についてあまり勉強していません。ましてや隠れアスペという障害があることなど知っているはずもありません。精神科医ですらよく知らないのですから、当然といえば当然のことです。

心理カウンセラーにまず言われるのは、幼少時のトラウマや家族関係に原因があるという話。成育歴がアスペの症状を助長している可能性は確かにありますが、アスペはそもそも脳の器質的障害です。トラウマを知ったところで、残念ながら根本的解決にはなりません。

行き場のない隠れアスペの行く先は……

専門機関を訪ねても、一向に良くならない。友達には「気にしすぎだよ」と言われて理解してもらえない。相変わらず情緒不安定や体調不良に苦しめられ、行き場をなくした隠れアスペの人たちは、どこへ行くのでしょう？

自らの生き方の問題だと思い、自己啓発系のセミナーに通う人もいます。そこでは、こんな話をされるでしょう。

「生きづらいって言うけれど、あなたという存在は生きているだけで素晴らしいんですよ。だって考えてもご覧なさい。人間がこの世に生まれてくる確率は宝くじの1等に100万回連続で当たることよりも低い。あなたは選ばれて生まれてきたんですよ！」

こう言われてテンションが上がるのは一瞬だけ。繰り返しになりますが、アスペルガーは心の問題ではなく、生まれつきの脳の器質的障害です。良い話を聞いて感動したところで、障害が解消するわけがありません。やがて高額な受講料を無駄にしたことに気づき、落ち込むのが関の山です。

あるいは、スピリチュアル系のカウンセリングやヒーリングにハマる人も珍しくありません。スピリチュアルにもいろいろあるので一概には言えませんが、科学的事実を完全に無視した「前近代的なスピリチュアル」には問題があります。前近代的なスピ系の人がよく言うのは、「体の感覚に任せましょう」「リラックスしましょう」といった抽象的なアドバイス。体の感覚に任せるとはどういうことか？　過緊張の人が、どうすればリラックスできるのか？　具体的になにをどうすればいいのか肝心なところがわからないので、成果が出るとは思えません。

そもそも、体の感覚に任せていたら、まったく動かないダラダラした生活になってしまいます。人間というのは、なるべく怠けるようにプログラムされているのですから。動けばエネルギーを消費します。エネルギーの枯渇は死に直結しますから、太古の昔から、人間はむやみに体を動かさないように脳にプログラミングされているのです。体を動かさないようにするには、やる気を出さないのが一番。これが体本来の欲求なので、体の感覚になんて従っていたら単なる怠け者になってしまいます。

だいたい、何かといえば「ストレスを解消しましょう」「リラックスしましょう」という現代の風潮に、僕は納得いきません。現代日本はストレス社会といわれますが、歴史上、今ほど快適な時代はなかったはずです。仕事や家事の大部分は機械がやってくれるし、どこでも冷暖房が完備されている。家に居ながらにしてネットでなんでも買える。体を動かす必要がなく、飢えや寒さに怯《おび》えることもない。こういった痛みも刺激もない生活は、前頭葉の血流不全を招き、ストレスホルモンが大量分泌することにつながります。つまり、現代人はストレスがなさすぎて、逆にストレスを感じているのです。必要なのは適度なストレス。それなのに、これ以上リラックスさせてどうしようというのでしょうか？

かく言う僕も、実はアスペルガーの症状に悩んでいた頃、自己啓発セミナーやヒーリング、代替医療などを片っ端から試していました。「気」の出し方をマスターして講師を務めたこともありましたし、陰陽師の修業に4年を費やしたこともあります。そんな僕がたどり着いた結論は、「アスペは精神論よりも、体にアプローチしたほうがずっと早く改善する」ということ。今は、その考えに基づいて独自のセッションを実施し、大勢のアスペの方々を症状改善へと導いています。

とはいえ、最近は代替医療や統合医療といわれる分野で発達障害が重視されるようになってきました。予防医学を行うクリニックの中には、アスペルガーに対して食事療法など栄養面での指導をするところがあります。ただ、栄養面だけでは成果が現れるまで時間がかかる。僕は、さまざまな方法論から「いいとこどり」をして、効果のあるものは片っ端からやってしまおうという考えです。そのほうが早く結果が出るので、時間もお金も無駄にしなくて済みますから。

隠れアスペがスピリチュアルにハマる理由

スピリチュアルについて、お話ししたいことがもうひとつ。それは隠れアスペの人は、スピリチュアルにものすごくハマりやすいということです。

隠れアスペルガー人には、自分の生きづらさを誰にも理解してもらえず、人生に疲れきっている人が多い。加えて、強い劣等感や体調不良を抱えています。そんな彼らが、スピリチュアル系のセミナーなどに行くと、「自分のことを言っている！」と感動することが多いのです。

生きづらい人の思いを、スピリチュアルカウンセラーはうまく言語化して、響きやすい言葉で体系的に伝えます。すると、隠れアスペルガー人は「初めて自分のことを理解してもらえた」「ここが自分の生きる場所だ」と思い込み、面白いようにみんなハマってしまうのです。実際、スピリチュアル界をのぞいてみると、アスペルガー人ばかり。スピ系はアスペの巣窟《そうくつ》なのです。

アスペルガー人がスピ系に惹かれる背景には、もともと哲学的なこと、霊的なことに興味をもちやすい性質だからということもあります。また、子どもの頃に幽霊を見たとか、霊的な経験をしたなどという人が多いことも挙げられます。

なぜ霊的な体験をするのかというと、実はアスペルガー人には霊的な能力をもつ人が多いのです。スピリチュアルを肯定している発達障害の専門医たちは、「発達障害が重いほど、なんらかの超能力をもっている可能性が高い」と口を揃えて言います。発達障害全般だけでなく、知的障害やサヴァン症候群の人にも同じことがいえます。その超能力が、見えないものを見たり聞いたりする霊的な能力として発露しているのではないかと思われます。

実際、僕のもとに来る重度の発達障害者は、特にスピリチュアルに興味がなくても、直感力がものすごく鋭かったり霊的な経験をたくさんしていたりします。僕自身も、実は不思議な能力をもっていて、何か悪いことが起こる前に体調が悪くなってそれを回避できたりします。この能力のおかげで、何度も命拾いをしました。理由ははっきりしませんが、脳内である特定の神経系が爆発的に育っているため、量子（最小単位の物質やエネルギー）のもつれが起きやすかったり、量子に対する感度が極端に良くなったりすることで、直感力が上がっているのかもしれません。

よく「超能力を開発するためには右脳を鍛えろ」といわれますが、発達障害の人はみんな右脳の血流が非常に悪いので、おそらくこれは間違いでしょう。いずれにせよ、スピリチュアル的な能力があるアスペルガー人は、スピ系の話に親近感をもち、ハマりやすいわけです。

しかし、スピリチュアルであろうと超能力であろうと、脳の器質的障害を解消してくれるものではありません。スピリチュアルのすべてが悪いわけではありませんが、スピ系のことはいったん忘れて、まずは現実的で合理的な方法で苦しい症状を改善すべきです。

「うちの子が異常行動をして困っている」と言う人に、「それは、あなたの学びのために訪れた試練です。すべては必然だから、受け入れましょう」などと言っても、なんの救いにもなりませんよね。僕に言わせれば、

「それってアスペだよね。だったら体質改善しようよ。ローカーボやろうよ」という話です。そのほうがよっぽど早く改善します。

曖昧な体の感覚や直感に任せるのではなく、意志力と継続力をもって、科学的な方法論で物理的にアプローチする。これがアスペルガーを改善する一番の近道です。

男性とは異なる女性のアスペルガー

隠れアスペが見過ごされる原因には、「隠れ」ならではの器用さもあります。症状が軽いだけに、人前で無意識に「普通の人」を演じられるのが隠れアスペルガー人です。

特に女性の隠れアスペは、ほとんど見抜かれることがありません。女性は文化的・社会的に「お行儀よくすること」「おとなしくすること」という教えを刷り込まれているからです。女の子は幼い頃から「おとなしく見せる」演技をすることが習慣づいているのです。

医師の前でも、女性は無意識に演技をして、普通の人を装います。その結果、見事に医師を騙しきって、「あなたがアスペルガーだったら、みんなアスペルガーですよ」などと言われてしまいます。

前章に登場したダメンズ好きのBさんも、その一人です。Bさんは隠れアスペでありながら、周囲に気配りができて人当たりも良く、同僚や後輩たちから慕われる存在でした。それは、Bさんが無意識で「良い子に見えるようにしなくちゃ」と演技をしていた結果なのです。

そもそも、女性のほうが男性よりアスペの症状が軽い傾向にあります。それは、脳の構造の違いによるものです。

アスペルガーは、脳内の神経伝達が過剰になっているか、偏っているかのどちらかです。大半は後者なのですが、脳のどこかの神経に機能不全があれば、女性の場合はその部分を他の部分で補おうとする「補完作用」が働きやすくなっています。

女性の脳は、左右の脳をつなぐ「脳梁《のうりょう》」が男性より太く、もともと左右の脳の間で情報のやり取りを盛んに行っています。だから、片方の脳の神経伝達が滞っていても、もう一方の脳で補完するのが男性より容易です。

実際、脳梗塞で後遺症が出やすいのは、圧倒的に男性のほうです。男性の脳は、ある部分の組織が損傷すると、そこの機能は回復しづらい。しかし女性の場合は、1カ所潰れても他の部分が機能を補います。アスペルガーの場合も、女性は脳のある部分の器質的障害を他の部分でカバーできるので、軽度のアスペで済む場合が多いのです。

男性のアスペの皆さんは、「女っていいな」と思われたかもしれませんね。しかし、一概にそうともいえません。女性は日頃から高度なコミュニケーション力を駆使して会話をするので、隠れアスペの女性は大変です。いわゆる「ガールズトーク」というのは、話の内容が抽象的で、雑談が多く、言葉の裏を読みとったり、本心とは裏腹の褒め言葉を言ったりするもの。アスペの人はこういった高度なコミュニケーションが苦手ですから、隠れアスペの女性は日々緊張を強いられているのです。

その点、男性の会話は要件の伝達だけでも成り立ちますから、アスペでも楽です。アスペの女性は、それゆえ女友達より男友達とつるむ傾向が見られます。

日本人にはアスペが多い

先ほど「日本人の40〜50人に1人は隠れアスペルガー」とのデータを紹介しました

が、これは世界的に見ても高い数字です。アスペルガーと診断がつく真性アスペに限っても、先進諸国が1％のところ、日本では2～2・5％。そう、日本人にはアスペが多いのです。

アスペルガーの人は、その原因である脳の器質的障害によって、モノアミン系に問題がある場合がほとんどです。モノアミン系というのは、脳の神経伝達物質のことで、アドレナリン、ノルアドレナリン、ドーパミン、セロトニンなどを指します。これら神経伝達物質には、人の性格や感情を大きく左右する働きがあります。

アスペに最も特徴的なのは、セロトニンを産出するシステムがほとんど破たんしているということ。セロトニンとは、精神のバランスを整える作用がある物質で、ノルアドレナリンやアドレナリンの暴走を食い止める役割があります。不足すると、キレやすくなったり情緒不安定になったり、抑うつ状態に陥りやすくなったりします。実際、うつ病の人はセロトニンシステムが異常をきたしていることが多いことがわかっています。

セロトニンシステムにはS型とL型があります。S型は、簡単にいえば極めて機能が弱いタイプ。セロトニンの産出や受け取りの機能が弱いので、神経症的で抑うつ状態に陥りやすく、自虐的になったり劣等感をもったりしやすい傾向にあります。これらはアスペの典型的な症状であり、S型はアスペの症状をもたらす要因と考えられます。

それに対して、L型はセロトニンの産出と受け取りの働きが強いので、ポジティブで自己肯定感が強くなりやすい。これはADHDの多動型に多いタイプです。L型の人がアスペを併発しているとしても、アスペとしては特殊なタイプである積極奇異型になります。積極奇異型とは、表面的には自信満々で「俺、最高！　俺を見て！」というタイプ。こういう人はL型の可能性が高く、多動のADHDも強く併発していると思ってもさほど間違いではありません。

日本人にはS型が多く、約80％を占めます。それとは対照的に、L型が70％を占めるのがアメリカ人です。日本人とアメリカ人は「水と油」といわれるほど気質が違いますが、その理由はセロトニンシステムに由来する面が大きいのです。

実際、アメリカ人は自己肯定感が強く、自信満々な人が多いですよね。それはアメリカ人にはセロトニンシステムが強い人が多いから。アメリカ人に「自分は周りよりも優秀だと思うか」と質問すると、約90％はイエスと答えるそうです。

一方、S型の多い日本人はセロトニンが不足しているので、基本的に神経症的な要素が強い。そしてアスペルガーにはS型が多く、S型の多い日本人にはアスペが多いということになります。これは、アスペとうつ病の関連が深いことを示唆します。

そう考えると、合点がいくことが大いにあります。日本は今、貧困が広がっているといわれていますが、先進国の中では断トツに豊かです。「治安が悪くなった」といわれながらも、凶悪犯罪の発生率は戦後最低、極めて安全な国なのです。水も豊かでおいしいし、世界一インフラが整っている。秩序があって、国民の生活レベルも気質もだいたい揃っていて、暮らしやすい。にもかかわらず、毎年3万人が自殺するというのは、異常というほかありません。こんなに恵まれた国なのに、生きづらいと感じている人がこんなにも多い。これも、アスペが多いためと考えれば説明がつくでしょう。

また、日本人はちょっとしたことでも深刻にとらえすぎる傾向があります。例えば缶詰の箱に傷がついていただけでも、消費者はすぐ返品し、メーカーはすぐ謝罪します。缶詰自体には傷ひとつないのに……ちょっと病的だと思いませんか？　アメリカだったら、液漏れしていたり消費期限が切れていたりする食品が、ざらに売られています。メーカーはよほどのことがない限り、自分の非を認めません。アメリカ人は、たとえホームレスになったとしても「どうにかなるよ」とポジティブ。自己肯定感がハンパなく強いのです。

結局、日本人はS型システムのせいでセロトニンが不足気味だからアスペルガーが多く、自己肯定感が低い国民性なのです。これがうつ病の発症率の高さ、ひいては自殺率の高さにまでつながっているのだと考えられます。厚生労働省によれば、日本のうつ病患者は約15人に1人。うつ病対策という意味でも、アスペを改善することは国民的課題といえるでしょう。

「障害」という言葉が理解を遠ざける

繰り返しますが、アスペルガーの症状は本来、誰もがもっているものです。その度合いがあまりにも強い、もしくは症状の数が多い人を障害と位置付けている、それだけのことです。その中でも比較的症状が軽い人を「隠れアスペ」と位置付けると、より多くの人がアスペに該当することになります。

こう考えると、アスペを「障害」と呼ぶことにやや抵抗を感じる人もいるでしょう。自分や身近な人のことを「もしかしたらアスペかもしれない」と思っても、「障害者」という枠にはめるとなると認めたくない。そんな人も多いのではないでしょうか。

その背景には、日本人特有の「穢《けが》れ思想」があります。日本には古来より、穢れを嫌い、清めたものを良しとする精神風土が根付いてきました。江戸時代には穢多《えた》・非人という被差別階級が生まれましたが、ここに障害者も分類されていました。彼らは「穢れ思想」から忌み嫌われる存在になり、その汚名は後世まで脈々と引き継がれることになります。だから、日本人は「障害者＝穢れ」だと、どこかで根強く思ってしまうのです。

こういった伝統的な思想背景があることにより、日本では障害者への理解がなかなか進まず、教育面でも遅れをとっていました。障害者は「劣位」「恥ずかしい存在」であって、自分はなりたくない。だから、「発達障害」と言われると「私には」「家族には」当てはまらない、と思ってしまうのです。

また、障害というと、ほとんどの人は身体障害や知的障害、あるいは精神障害をイメージします。腕が不自由だったら見た目でわかりますし、知的障害や精神障害があると話せばすぐわかります。そういうわかりやすい障害だけが「障害」という言葉の意味するところだと思い込んでいるのです。

それに対して、発達障害、特にアスペルガーはパッと見ではわかりません。もちろん専門家が見ればわかりますが、普通の人からは、むしろ健康体にしか見えないのです。

それというのも、アスペの人は、体が弱いわりに肌ツヤが良くて年齢より若々しく見える傾向があり、どういうわけか美男美女が多く、筋肉がしっかりあってスタイルも良い。

同時に、頭が良くて発想豊かな人も多い。一般の人がもつ「障害者」のイメージとはかけ離れているので、発達障害だとは気づかれません。それほど「障害」というのは遠い世界のもの、自分たちとはかけ離れたものだと思われているのです。

隠れアスペと、発達障害ではない「定型発達」の間には、明確な線引きがあるわけではなく、区別がつきにくいものです。そういう意味で、発達障害を「障害」と呼ぶことに反対する意見もあります。「害」をひらがなにすべきだとか、「アスペルガー」「ＡＤＨＤ」という呼称を使おうだとか、「凹凸症候群」など別の名称に変えようだとか、さまざまな議論が起こっています。

僕自身は、障害になんの偏見ももっていませんし、差別もしていません。なんといっても、自分自身がバリバリの「どアスペ」ですから。僕は「障害」と呼ぶことに賛成でもないけれど反対でもない。ただ、その言葉が一般の方の理解を遠ざけているのなら、これからは呼び方を変えたほうがいいとは思います。

先ほどから「障害、障害」と言っていますが、本当のところ、僕はアスペルガーというのは「障害」というより「才能」だと思っています。アスペの短所をうまく抑えれば、持ち前の素晴らしい長所が発揮されるからです。特に隠れアスペは、長所をたくさんもっているので、社会にとって重要な人材となり得ます。僕は、そんなアスペルガー人の才能を開花させ、日本社会の発展に貢献したいと思っています。

僕も発達障害で苦しんだ

現在は、隠れアスペをはじめとする発達障害の方々を指導する僕ですが、もともとは重度のアスペルガーでした。いや、現在も真性アスペであることに違いありませんが、以前は今とは比べものにならないくらい、生きるのが苦しかったのです。

僕は小学4年生まで自閉症でした。4年生のとき、交通事故に遭ったのをきっかけに、突如として自閉症からアスペルガーに変わったのです。先ほどから「アスペは生まれつき」とお話ししてきましたが、僕の場合は生まれつき発達障害で、途中から障害の種類が変わったという非常にレアなケースでした。

僕は3歳のときに知的障害と診断されました。当時は自閉症という概念がまだ認知されていなかったのですが、いま思えば、中機能型の自閉症だったのでしょう。小学校に入学するとき、両親の希望で、僕は普通学級に入りました。その頃の苦しさは、今も忘れることができません。

朝、なぜだかわからないけれど学校に行くのが怖くて仕方なく、母親にしがみついて「行きたくない！」と泣きわめきます。通学路の途中では、赤信号を渡ろうとして交通安全のおばさんに止められギャン泣き。僕の中には、決まった道をいつも同じ歩数、同じ歩幅、同じ速度で歩くという絶対的なルールがあり、それを守れないと、パニックを起こすのです。

やっとの思いで教室に着くと、今度は中に入るのが怖くて仕方ない。先生やクラスメイトに押されて、ようやく席に着いてからも、自閉症の僕は落ち着いて授業を受けていられません。黒板に書かれた文字が動き出して、鋭利な刃となって襲いかかってくるように僕には見えるのです。突然「ギャー!!」と叫び出す僕に、クラスのみんなは「またか……」とウンザリしています。2時間目からは、授業の妨害をさせないように、職員室へ送られるのが常でした。

奇行の目立つ僕は、いじめの標的にもなりました。持ち物を隠されたり、通路をふさがれたりしてパニックを起こす僕を、いじめっ子たちは面白がってまねします。ドッジボールに無理やり引き入れられ、ボールをバンバン当てられたりもしました。

毎日、絶望的な気持ちで通学するとき、道端に咲く草花を見て、「あの花になれたら、どんなにいいだろう」と本気で思っていました。

そして小学4年のある日。自転車で出かけた僕は、バスと接触事故を起こしました。頭を4回も打ちつけて跳ね飛ばされたのに、不思議なことに骨折すらしておらず、脳に異常もありませんでした。

そして、ものすごく不可解なことがもうひとつ。その日を境に、知的障害や自閉症特有のパニック症状が一切出なくなったのです。

超ＫＹな「どアスペ」に変身した僕

なぜだかわからないけれど、別人のようにおとなしくなった僕に、周囲は驚き、両親は大いに喜びました。僕自身も、死ぬほど苦しいパニック症状から解放されてホッとしていました。もう奇声を上げて授業を中断させることもなく、学校に行きたくないと泣きわめくこともありません。

しかし、平穏な日々はそう長くは続きませんでした。普通の子になれたかと思ったら、実は重度のアスペルガーに変身していたのです。

アスペになった僕は、ひどい被害者意識にさいなまれるようになりました。たまたま近くにいた人がクスッと笑っただけで、自分が笑われたと思って一日中落ち込む。授業中に手を挙げて指名されないと、「先生は僕をキライなんだ！」と決めつけて泣き出す。母親に「風邪をひくから上着を着ていきなさい」と言われると、「僕のことを弱いヤツだと思っているのかよ！」とキレる。一事が万事、この調子です。

中学生になると、一段と異常性が増しました。ものすごいハイテンションで周囲を辟易《へきえき》させる、超ＫＹ男になったのです。おしゃべりを楽しんでいるクラスメートの間に割って入り、「それは違う！」と一方的にベラベラとまくし立て、気が済んだら「じゃ！」と去っていく。授業中に突然、机の上に立ち上がって「先生のやり方は間違っている！」と叫び出す。校内放送を乗っ取って、勝手に演説を始める。不良をつかまえて自説をとうとうと語り、ボコボコにされることもありました。

このように、ものすごくウザいヤツだったのです。当然のことながら友達は一人もおらず、先生からも敬遠されていました。

僕はアスペの中でも珍しい積極奇異型だったのです。自閉症のときは内向的だったのに、180度違うハイテンションな人間になってしまった。しかし、この異常な積極性も中学校生活の後半には鳴りをひそめます。2年生の途中で、一転して内向型のアスペになったのです。

僕は急におとなしく無口になりました。あれほどベラベラと演説をぶっていたのに、今度は人に話しかけられても最低限の返事しかせず、なにに対しても「自分は関係ない」という態度です。周囲の人たちは、わけがわからず不気味に思ったことでしょう。

その主な原因は、代謝機能が低下したことにありました。アスペルガーの人は代謝に異常が生じやすく、それが脳の器質的障害のスイッチとなって症状が出やすくなります。この時期に代謝異常が急激に起こったのは、僕が糖質を大量摂取するようになったためです。中学2年のとき、僕の母親は祖母のいじめに耐えきれず家を出ていきました。食事を管理してくれる人がいなくなったので、僕は大好きな甘い物ばかり食べるようになり、糖代謝異常を起こしたというわけです。

毎日、砂糖たっぷりの飲み物やチョコレート、ポテトチップスを大量に摂《と》っていたため、血糖値が乱高下し、セロトニンやドーパミンの分泌が極端に減少していたのでしょう。僕はうつ病のようになにに対してもやる気が起きなくなりました。

血糖値は乱高下を繰り返すと、やがて低血糖のまま上昇しなくなります。空腹感が満たされないから、僕はますます甘い物をドカ食いします。糖質の過剰摂取から、怒りや恐怖のもととなるアドレナリンやノルアドレナリンが過剰に分泌され、情緒不安定になりました。また、糖質以外の栄養が不足しているので、栄養を分解するために筋肉が減少し、基礎代謝が低下。自律神経失調症になって体は常にだるく、抑うつ症状の合間にパニックを起こす。それでも血糖値が上がらないので、山盛りの白砂糖を食べ続ける……こんな悪循環を繰り返す暗黒の日々でした。

精神世界に傾倒し、人を癒やせるようになった！

糖質の摂りすぎで体調がすぐれず、精神的にも不安定だった僕は、高校生になると精神世界にのめり込むようになりました。ジョセフ・マーフィーの本を読んでスピリチュアルに興味をもち、死後の世界、超能力、輪廻転生など、スピ系の本を読みあさったのです。先ほど「スピリチュアルに惹かれるのはアスペルガーの特性」と言いましたが、僕はまさにその典型だったわけです。

高校3年のときに、当時通っていた整体院の先生からの紹介で「霊気」を習いました。僕は最初からいきなり「気」を出すことができ、「才能があるかも」と嬉しくなって通いつめました。やがて霊気の先生の紹介で、スピリチュアルな話をする集まりにも参加するようになりました。そこで僕は、スピ好きの仲間ができて、生まれて初めて雑談する楽しみというものを味わえるようになります。その仲間の紹介で霊気の講師を務めるなど、スピリチュアル関係の輪が広がり、僕はますますスピリチュアルに夢中になっていきました。

ところが、僕は霊気の素晴らしさを知れば知るほど、一方である種の限界を感じるようになったのです。せっかく仲間もでき、仕事になると思ったのに、やはり僕の生きる道ではないようだ。ではどうすればいい……？

そう思い悩んでいた頃、毎晩のように悪夢を見るようになりました。生きたまま焼却炉に放り込まれるという恐ろしい夢です。目覚めてからも動悸《どうき》が収まらず、心身ともに消耗しきってなにもできなくなりました。悪夢から目覚めたと思ったら、今度はパニックを起こし過呼吸と痙攣《けいれん》に数時間ごとに襲われる。なぜこんなつらい思いをしなければならないのか？　まったく理解できないまま、ただただ耐えるだけの日々が3カ月ほど続きました。

3カ月後、変化は突然やって来ました。最悪のパニック症状がぴたりとやんだと同時に、まったく前触れもなく「手かざし」で病気を癒やせるようになったのです。知り合いのリウマチの人に試したら、長年なにをやっても曲がらなかった膝があっさり曲がるようになり、知人は大喜び。僕はこのとき大学1年生。大学にさして執着がなかったので、まもなく中退して、ボランティアで手かざしの施術を行うようになりました。200人くらいに施術をし、7、8割の人に大きな症状の改善が見られました。特に成果が出やすいのは、ヘルニアや変形性関節症。評判を聞きつけ、関節に障害のある人が次々と訪ねてくるようになりました。しかし、僕自身のアスペルガーという障害は、まだなんの解決もしていませんでした。

物理的なアプローチで、1カ月でアスペが改善！

高校生の頃からスピリチュアルにハマった僕は、スピリチュアル仲間の伝手《つて》もあり、さまざまなスピ系の施術を学ぶ機会がありました。自分が通っていた整体院でスカウトされ、本気で整体師を目指していた時期もありました。初対面の陰陽師の人にスカウトされ、4年間修業に励んだこともありました。

同時に、「人はなんのために生きるのか」「どうすればより良く生きられるのか」といった哲学的なことばかり考えるようになりました。こういう観念論を議論し合える仲間ができたことで、僕はますますスピリチュアル的な思想に傾倒していきました。

アスペの人がこうなると危険です。もともとスピリチュアルに惹かれやすいし、何事においても極端なので、思い込んだら一直線。ついには現実世界よりも精神世界のほうが重要だと感じるようになり、物理的な物事をすべて精神論で片付けられると思い込んでしまったのです。

19歳で家を出た僕は、スピリチュアル生活で得た知識をもとに、自己流の極端な生活をしていました。「体の感覚に任せる」ことを重視して、眠くなったら寝て、自然に目が覚めるまで起きない。結果的に、夜通し起きていて朝6時に就寝するという生活を送っていました。瞑想と呼吸法だけに時間を費やし、運動は一切行いません。食事は玄米菜食で、動物性たんぱく質は抜き。当時の精神至上主義の僕は、これが最上だと信じていたのですが、心身の不調は一向に良くなりません。例えば、体はいつも鉛のような重さと疲労感に襲われ、精神的には理由のない恐怖や不安、そして抑うつにさいなまれるという状態でした。

それもそのはず、よく考えたら、単にダラダラと不規則な生活をする、運動不足の引きこもりにすぎないのです。ようやくこのことに気づいたのが、24歳のとき。「結果は1ミリの狂いもなく途中経過を評価するもの」。昔なにかで読んだ言葉を思い出し、それが真に迫って感じられたのです。

そこで僕は、自分のやっていたことと学んできたことを照らし合わせ、すべて一から検証し直すことにしました。そして気づいたのです。自分がやってきたことは、高校生のときに整体の先生に教えてもらったことと真逆じゃないか、と。

整体の先生は、僕を整体のアルバイトにスカウトし、霊気の先生を紹介してくれた恩人です。マッサージが得意な僕は、一時その先生に勧められ、整体師の資格取得を目指していたことがあります。しかし、極度の抑うつ症状に襲われて家から出られなくなり、それっきりになっていました。

その先生は主に分子栄養学に基づいた、物理的なアプローチによる独自の健康法を説いていました。その中には、スピリチュアル系の人が敬遠する「肉食」や「サプリメントの摂取」もありました。スピリチュアルに傾倒していた僕がこれまで見向きもしなかった方法ですが、思い切って試してみることにしました。

すると、驚くべきことに、わずか1カ月で心身の不調が解消したのです！ 僕はようやく気づきました。心身を変えるのは、「精神論よりも科学的・物理的なアプローチだ」という、当たり前といえば当たり前のことに……。

ここからは、アスペルガーの本領発揮。そう、思い込んだら一直線です。僕は発達障害に関する科学論文を片っ端から読みあさり、効果的とされる生活習慣を自分自身で検証。本当に効果のある方法を抽出して体系的に整理していきました。常習犯罪者がアスペと同様の脳の器質的障害をもっていることを知り、犯罪心理学も研究しました。

そうして出来上がったのが、いま僕がアスペルガーの方々に提供しているオリジナルの症状改善法です。僕自身、超がつく「どアスペ」から劇的な改善を遂げたのは、このプログラムを実践したからにほかなりません。この方法をカウンセリング形式で伝え、僕と同じような発達障害に悩む人たちの改善に役立ててもらいました。これが口コミでどんどん広がり、来談者は700人を超えるまでになりました。

君の隠れアスペは治せる！

最悪レベルの「どアスペ」だった僕は、今こうして発達障害の専門家となり、自分のオフィスで来談者に指導するほか、国内外から講演や指導の依頼をいただけるまでになりました。アスペ特有の症状は完全になくなったわけではありませんが、コミュニケーションにはほとんど支障がなく、体調も極めて良好です。常に体調不良でなにもやる気になれなかった自分、友達が一人もいなかった自分、うつ症状から将来に希望を見いだせなかった自分……そんな過去の自分からは、考えられないほどの進歩です。

僕がアスペルガーの重い症状をここまで克服できたのは、猛烈な努力家だからではありません。科学的なデータをもとに、合理的に体系化したプログラムを継続してきた結果です。この「継続する」というのが難しいと思われるかもしれません。しかしアスペルガー人は、こうと決めたら脇目もふらず同じことを淡々と規則的に繰り返すのが得意ですから、「苦労した」という感覚はありません。

これが隠れアスペの人であれば、マイナスの症状が少ない上に弱いので、改善するのはずっと簡単です。僕がこれまで指導してきた隠れアスペの方々は、9割という高率で大幅な改善が見られます。

先ほども延べましたが、アスペルガー症候群というフレームに当てはまらないのに、アスペの症状に悩んでいる人は、国内で推計３００万人に上ります。それほど多くの人が、アスペならではの高い能力や人間的な魅力をもっていながら、マイナスの症状に邪魔され、それらを発揮できないままでいるのです。

アスペのマイナスの症状は、放っておくと厚いゴムシートのように本人の核となる魅力を覆い隠し、せっかくの才能を見えなくしてしまいます。結果として、彼ら彼女らは、良くて会社の問題児、悪い場合はニートや引きこもりになってしまう。これは、日本における貴重な人材の損失だといえるでしょう。

だから僕は、わけのわからない生きづらさに苦しんでいる人たちに、それが隠れアスペのせいだと知ってほしい。そして「アスペは改善できるんだよ。しかも隠れアスペならより簡単にできるんだよ」と伝えていきたいのです。

彼ら彼女らにアスペのマイナスの症状を克服してもらい、日本に有能な人材を輩出することで社会貢献をする。これが、僕の目標です。膨大な数のアスペ人が、本来の才能を発揮できるようになれば、日本社会には少なからず良い影響があるはずです。それは、日本が世界との熾烈《しれつ》な競争を勝ち抜くために役立つでしょう。

もっと言えば、アスペルガーの改善法は、アスペに限らず、すべての人の人生をより良くする方法でもあります。僕のセッションで実践していることといえば、疲れにくい体質にすること、規則正しい生活にすること、良質な睡眠をとること、栄養を正しく摂ることなど。これらは、健全な心身を保つために、誰にとっても必要なことです。他にも、コミュニケーションのとり方、時間管理の方法などを指導していますが、こういった生きるノウハウも、社会人として必要のない人などいません。

アスペの症状は程度の差こそあれ、「誰もがもっているもの」だと先に述べました。「隠れアスペ的な症状」をもつ人は、実は身近にウジャウジャいます。体の弱さ、情緒の不安定、恋愛や夫婦関係・人間関係でのつまずき、仕事でのつまずき。「こんなに努力しているのに、なぜかうまくいかない」という物事は、大半が「隠れアスペ」というフレームで説明がつきます。

アスペ対策とは、生きづらさを感じるすべての人に通用する、いわば「人生総合改善法」なのです。

自分が隠れアスペだと思う人も、そうでない人も、生きづらさを感じているのなら、僕の提唱するアスペ対策法を試してみてください。まずは、次の「アスペルガー診断テスト」で、隠れアスペ度を診断してみましょう。

アスペルガー診断テスト

この診断テストは、ケンブリッジ大学自閉症研究チームが作成したアスペルガー指数テストを、千葉大学の若林明雄教授と茨城大学の東條吉邦教授が翻訳したもので、アスペの自己診断に広く使われています。50の質問に、4つの選択肢で答えていき、最後に得点を合計します。

15点以上は「隠れアスペ」の可能性大となります。また、36点以上であれば、真性アスペルガーとしての診断が下るレベルです。しかし、自己診断はあくまでも目安とお考えください。アスペルガー症候群の診断を正確に得るためには、発達障害の専門医療機関を受診し、WAIS－3というテストを受ける必要があります。

＊

当てはまる項目にチェックを入れてください。

①そうである　②どちらかといえばそうである
③どちらかといえばそうではない　④そうではない（違う）

	問い	❶	❷	❸	❹
01	なにかをするときには、一人でするより他の人と一緒にするほうが好きだ				
02	同じやり方を何度も繰り返し用いることが好きだ				
03	なにかを想像するとき、映像（イメージ）を簡単に思い浮かべることができる				
04	他のことがまったく気にならなくなる（目に入らなくなる）くらい、なにかに没頭してしまうことがよくある				
05	他の人が気がつかないような小さい物音に気がつくことがある				
06	車のナンバーや時刻表の数字などの一連の数字や、特に意味のない情報に注目する（こだわる）ことがよくある				
07	自分では丁寧に話したつもりでも、話し方が失礼だと周囲の人から言われることがよくある				
08	小説などの物語を読んでいるとき、登場人物がどのような人か（外見など）について簡単にイメージすることができる				

	問い	❶	❷	❸	❹
09	日付についてこだわりがある				
10	パーティーや会合などで、いろいろな人の会話についていくことが簡単にできる				
11	自分が置かれている社会的な状況（自分の立場）がすぐにわかる				
12	他の人は気がつかないような細かいことに、すぐに気づくことが多い				
13	パーティーなどよりも、図書館に行くほうが好きだ				
14	作り話には、すぐに気がつく（すぐわかる）				
15	モノよりも人間のほうに魅力を感じる				
16	それをすることができないとひどく混乱して（パニックになって）しまうほど、なにかに強い興味をもつことがある				
17	他の人と、雑談などのような社交的な会話を楽しむことができる				
18	自分が話をしているときには、なかなか他の人に横から口をはさませない				
19	数字に対するこだわりがある				

	問い	❶	❷	❸	❹
20	小説などを読んだり、テレビでドラマなどを見ているとき、登場人物の意図をよく理解できないことがある				
21	小説のようなフィクションを読むのは、あまり好きではない				
22	新しい友人をつくることは、難しい				
23	いつでも物事の中に何らかのパターン（型や決まりなど）のようなものに気づく				
24	博物館に行くよりも劇場に行くほうが好きだ				
25	自分の日課が妨害されても混乱することはない				
26	会話をどのように進めたらいいのか、わからなくなってしまうことがよくある				
27	誰かと話をしているときに、相手の話の〝言外の意味〟を理解することは容易である				
28	細部よりも全体的に注意が向くことが多い				

	問い	❶	❷	❸	❹
29	電話番号を覚えるのが苦手だ				
30	状況（部屋の様子や物など）や人間の外見（服装や髪形）などがいつもとちょっと違っているくらいでは、すぐには気がつかないことが多い				
31	自分の話を聞いている相手が退屈しているときは、どのように話をすればいいかわかっている				
32	同時に2つ以上のことをするのは、簡単である				
33	電話で話をしているとき、自分が話をするタイミングがわからないことがある				
34	自分から進んでなにかをすることは楽しい				
35	冗談がわからないことがよくある				
36	相手の顔を見れば、その人が考えていることや感じていることがわかる				
37	邪魔が入ってなにかを中断されても、すぐにそれまでやっていたことに戻ることができる				

	問い	❶	❷	❸	❹
38	人と雑談のような社交的な会話をするのが得意だ				
39	同じことを何度も繰り返していると、周囲の人からよく言われる				
40	子どもの頃、友達と一緒に、よく〝○○ごっこ〟をして遊んでいた				
41	特定の種類のものについての(車について、鳥について、植物についてのような)情報を集めることが好きだ				
42	あること(もの)を、他の人がどのように感じるかを想像するのは苦手だ				
43	自分がすることはどんなことでも慎重に計画するのが好きだ				
44	社交的な場面(機会)は楽しい				
45	他人の考え(意図)を理解するのは苦手だ				
46	新しい場面(状況)に不安を感じる				
47	初対面の人と会うことは楽しい				

	問い	❶	❷	❸	❹
48	社交的である				
49	人の誕生日を覚えるのは苦手だ				
50	子どもと〝○○ごっこ〟をして遊ぶのがとても得意だ				

採点方法

項目2、4、5、6、7、9、12、13、16、18、19、20、21、22、23、26、33、35、39、41、42、43、45、46は、❶か❷に○をつけた場合に1点、残りの項目は❸か❹に○をつけた場合に1点として集計する。

診断基準

50～36点 専門医に診断される症状の強さです。

35～15点 40～60人に1人はいる典型的な隠れアスペルガーの可能性があります。

14～0点 特に問題ありません。

［第2章］

君がまだ知らない「アスペルガーという才能」

アスペルガーは、生まれもった「十字架」ではない！

「問題児」「社会のお荷物」「非常識」「かわいそうな人」……アスペルガーに対する世間のイメージは、このようにネガティブなものばかりのようです。これは、アスペに関する専門書などにマイナスの症状（短所）しか書かれていないためでしょう。マイナスの症状が強い「真性アスペ」しかアスペルガー症候群だと診断されないので、アスペといえば「生まれつき障害という十字架を背負ったかわいそうな人」と思われているのです。

しかし実際は、アスペにはプラスの症状（長所）も驚くほどたくさんあります。特にアスペの中でも多数派の「隠れアスペ」は、長所が多くて短所が目立たないという、一見「アスペらしくない」特徴をもっています。アスペの長所は、仕事に生かせる能力のこともあれば、人間的な魅力のこともあり、「定型発達」（発達障害ではない、普通の人）と比べても際立っています。その長所を伸ばせば、隠れアスペは社会の財産になり得るのです。

ただし、長所を伸ばすためには、まず最初に短所を抑えることが必要です。アスペの短所は、せっかくの魅力的な長所を覆い隠すゴムシートのようなもの。これを抑えた上で長所を伸ばす方法は、まだほとんど知られていません。そもそも、アスペに素晴らしい才能があることも、才能あふれる隠れアスペという存在も、まったく認知されていません。このことが周知されれば、「アスペルガーは十字架ではない」ことがもっと多くの人にわかっていただけるはずです。

隠れアスペなら、真性アスペと比べてマイナスの症状が弱く、その種類も少ないので、改善させるのは比較的容易です。的確な方法を用いさえすれば、６〜８割の症状は大幅に軽減することができます。

そして、アスペルガー人はいったんスイッチが入ったら猛烈な継続力を発揮しますから、症状を改善しやすい。隠れアスペなら、なおさら結果が早く出ます。

隠れアスペにとっては、アスペであることはマイナス面よりプラス面のほうが大きいものなのです。アスペルガーであること自体が才能だと僕が言うのは、こういう理由からです。そんなアスペの魅力を、本章ではたっぷりとお伝えしていきます。

アスペルガーの医学的分類は3つ

真性も「隠れ」も含めて、アスペルガーは医学的に3つのタイプに分かれます。

ひとつは、「受け身型」のアスペルガー。他人から近づいてきても拒絶はしないけれど、自分から人に近づくことはしないタイプです。人に誘われれば出かけることもありますが、自分から人を誘うことは滅多にありません。どんなに親しい相手でも、用事がなければ自分からメールもラインのメッセージも送ることはありません。しかし、相手から送られてきたらきちんと返事をします。

それに対して、「孤立型」は他人からのアプローチを完全に拒絶し、返事もしません。人が怖かったり人にあまり興味をもてなかったりするため、誘われても応じることはほとんどありません。常に自分の世界だけに閉じこもっている、引きこもりのようなタイプです。序章で紹介した、友達と遊ばないD君は、まさに孤立型の典型でした。

3つ目は「積極奇異型」。前章で、僕が中学生のときに超ハイテンションなKY人間になった話をしましたよね。あのウザいヤツが積極奇異型です。みんなが昨日のプロ野球の結果について話しているところにいきなり割り込んで、「今後の日中関係ってさー……」とベラベラまくしたて、しゃべり終わったら「じゃ！」と去っていく。みんなはポカーンとするばかり。一方的すぎて、まるで会話になりません。

積極奇異型のアスペルガー人にとって、世界は自分を中心に回っています。自分さえ楽しければそれで幸せ。ＫＹなので、周りにウザいと思われていることに気づかず、むしろ「俺、イケてる」と自信満々に思っています。僕も、積極奇異型の全盛時代は、恥ずかしながら「ヒーロー不在のこの時代、俺の肩の荷が重すぎる」と本気で思っていました。とんでもない勘違い野郎ですが、他のアスペとは違い、生きづらくはないので、ある意味幸せなタイプといえます。

３つの中で隠れアスペに多いのは、最もソフトな受け身型です。極端な孤立型は、どちらかというと真性アスペに多いタイプ。積極奇異型は、日本人にはあまり多くありません。本書でいう「隠れアスペ」は、主に受け身型だと考えてください。

「良いアスペ」と「困ったアスペ」

3種類の医学的な分類を紹介しましたが、もうひとつ、僕の知り合いの精神科医の間で勝手に定義している独自の分類をご紹介しましょう。それは「良いアスペ」と「困ったアスペ」です。

「良いアスペ」というのは、純粋、優しい、素直といったアスペルガーの長所があふれ出ているタイプ。「困ったアスペ」はその逆。被害者意識の強さ、粘着性、猜疑《さいぎ》心といった短所ばかりが現れているタイプです。知り合いの精神科医は、臨床の現場で大勢のアスペルガー人を見てきた末に、アスペはこの2タイプに分かれるという見解に至りました。これはカウンセリングでたくさんの症例を見てきた僕も、まったく同意見です。ただしこれは、あくまでも現場の人間が勝手につくったタイプ分けであって、医学の世界でこんな分類はしていませんので、あしからず。

「良いアスペ」は、言われたことを素直に受け止め、屁理屈や批判を言わず、たとえ失敗しても人のせいにしません。基本的に努力や勉強が嫌いではなく、僕が「症状改善のためにこれをやりましょう」と言えば、そのとおりにコツコツ取り組みます。こういう人は、症状の改善も早く実現します。

一方、「困ったアスペ」は、何を言われても反論してなにひとつ素直に受け入れようとしません。僕が「こうしましょう」「ああしましょう」とアドバイスしても、逐一、「それは違う」「これは無理」と屁理屈や言い訳が返ってきます。また、ちょっとした言葉尻をとらえて「この間言ったことと違うじゃないか」「それは矛盾しているんじゃないか」としつこく追及してくる粘着質なところもあります。失敗したときは、反省などはまるでせず、即座に人のせい。自分から僕のところへ「助けてほしい」と来たはずなのに、これではどうしようもありません。

残念ながら、こういう方にはお引き取りいただいています。言い訳ばかりで努力をしなければ、当然ながらなにも変わりません。それでは、お互いに時間の無駄ですから。しかし、なかには僕がお断りするとハッとして、深く反省し「良いアスペ」に生まれ変わる方もいます。

僕のセッションに限らず、日常生活でも「困ったアスペ」は本当に困った人として敬遠されがちです。それに対して「良いアスペ」は、基本的に素直なので、アスペの症状で周囲に迷惑をかけたとしても、「天然ボケ」で済まされる場合があります。序章で紹介した元アイドルのCさんはまさに典型で、「良いアスペ」の愛されキャラでした。

僕の感触では、隠れアスペの7、8割くらいは「良いアスペ」です。隠れアスペは長所が多い傾向にあるので、必然的に「良いアスペ」が多くなります。

世間一般でイメージされる「問題児」のアスペというのは、だいたいがこの「困ったアスペ」のことを指しています。しかしそれは、「隠れアスペ」という新しいフレームが認知されていないから「問題児」のアスペにしか目がいかないだけなのです。本当は「良いアスペ」のほうが多数派で、「アスペ＝困った人」ではありません。

アスペの短所は、長所の裏返し

アスペに「長所が多い」と言ったところで、やはり短所のほうが目につきやすいのは事実です。アスペの短所については、書籍やネットの記事などによく出ているので、なんとなく知っているという人も多いでしょう。空気が読めない、臨機応変に動けない、独創性に欠ける、冗談が通じない……他にも、人によってさまざまな「短所」があります。しかし、これら短所は、少し見方を変えるだけで、立派な長所に変身するのです。

例えば「臨機応変に動けない」というのは、裏を返せば「決まり事を守るのは得意」ということです。実際、アスペルガー人は急な予定変更になかなか対応できませんし、やるべきことの優先順位をつけるのが苦手です。しかし、マニュアルどおりに仕事をすることにおいては、誰よりも正確にコツコツと続けられます。

「独創性に欠ける」というのは、言い換えれば「コピーするのは得意」ということです。前章で「日本人にはアスペが多い」と述べましたが、日本経済はまさにコピーすることで発展してきました。自動車はアメリカで普及したものですが、日本人は上手にまねをして高性能なコピー製品を作り出し、世界の市場を席巻してきたわけです。

他にも、「傷つきやすい」というのは「人に優しくできる」「気遣いができる」ことにつながります。自分が傷つきやすいからこそ、人の痛みが理解できるし、人が傷つかないように心配りができるのです。また、「子どもっぽい」というのは「純粋」という側面をもっています。このように、一見短所にしか思えない症状にも、実は立派な長所が隠れているのです。

短所だと思っていたところが実は長所であることに、ぜひ早く気づいてください。「アスペであることのメリットって、こんなにあるんだ」と心から納得でき、断然生きやすくなるはずです。

アスペの才能が、日本の未来を救う！

多くの優れた長所をもつアスペルガー人は、決して社会のお荷物などではなく、今後の日本社会を支える貴重な人材となることでしょう。その長所を適切な方向に向けることができれば、持ち前の才能が開花して、日本経済の救世主になってしまうかもしれません。

これからの時代に伸びていくのは、エネルギーや医学、遺伝子工学、バイオなど、基礎研究がものをいう分野です。アスペルガー人は、「ひとつのことを延々とやり続ける」という特性があり、コツコツと実験を繰り返す基礎研究に向いています。

日本人にはアスペが多いと言いました。日本は、ひとつのことを延々とやり続ける気質で損をしてきた面もあります。その典型は、ＩＴ機器の分野です。どんな企業でもひとつの企業がソフト、ＣＰＵ、メモリ、液晶とすべてを作ることはほぼ不可能です。ＣＰＵならインテル、ソフトならマイクロソフト、液晶ならソニーやシャープ……と、それぞれの要素技術でもって部分ごとに作っている。ひとつのことだけを深掘りする、いわば「研究バカ」な気質により、専門家があちこちに散らばっている状態です。日本の企業は、自分たちのもつトップレベルの要素技術をさらに磨き続けてきました。

そんななか、アメリカのアップル社が要素技術を適当に組み合わせてiPhoneを作ってしまった。結果、要素技術は日本がトップであるにもかかわらず、世界のケータイ市場から日本のケータイが駆逐されてしまったのです。

一方、エネルギーや遺伝子工学、免疫学、脳生理学の分野では、日本は依然として世界のトップを走り続けています。アスペルガー人にとって、ひいては日本にとって、「ひとつのことを深掘りする」気質をこれら「基礎研究がものを言う」分野で生かすことが、今後の世界を生き抜く秘訣《ひけつ》といえるでしょう。

あるいは、２０４５年には労働の主役になると予想される人工知能の分野です。人工知能の学習方法は、最適なアルゴリズムを組んでプログラミングするというものです。アルゴリズムとはコンピュータの計算方法のことですが、ビッグデータを集めてマニュアルを作り、さらに別のマニュアルによって補完していくという作業で作られます。これはアスペルガー人が得意な「ルール化」そのものですから、アスペルガー人の活躍が期待できる分野といえます。

もうひとつ、イノベーションが得意なアスペルガー人もいます。「技術革新」と日本では間違って訳されていますが、要は大量の新しい技術や物や仕組みを生み出して、たまたま当たったものをイノベーションと呼んでいるにすぎません。そのイノベーションを起こすには、見方を変えて、これまでにない「異質のフレーム」を生み出す必要があります。

見方を変えるためにはどうすればよいのでしょうか？　一番簡単なのは、変わり者に考えさせることです。そこでアスペルガー人の本領発揮です。基本的に変わり者だから、なにを見ても他の人とは違う見方になってしまい、異質のフレームを生み出してしまう。結果として、イノベーションを起こすことができるのです。

このように、アスペルガー人は日本の経済社会にとって有益な働きをする可能性が非常に大きいのです。世界の過酷な競争社会で生き残るためには、アスペルガーが一番多い国が有利だと言っても過言ではありません。それが日本であるならば、日本にはまだまだ潜在的な能力が眠っているといえるのではないでしょうか。

こんなにあった！ アスペの人間的魅力

ここからは、アスペの長所の中でも、人間的魅力と呼べるものを紹介していきます。アスペルガー人だからといってすべての項目が当てはまるわけではありません。「真逆」の部分をもっている場合も多いものです。特に隠れアスペには、そういったムラが見られます。でもとにかく、こんなにたくさんの魅力があるということを、まずは知っていただきたい。そして自分や周りの人に当てはまる部分があれば、長所として認識していただきたいと思います。

□素直である

アスペルガー人、特に隠れアスペの人は「人の言うことを素直に受け入れる」という長所があります。アスペルガー人は基本的に常識にとらわれないので、既存のフレームに当てはめて取捨選択をすることがありません。だから、聞いたことのない話、新しい物事を、とりあえずはそのまま受け入れます。ただし、自身の自尊心を傷つけるような言葉はまったく受け付けません。

仕事や学問において新しい価値を創出するためには、従来にない発想、視点が必要です。その点、アスペルガー人は従来の価値観に縛られず、なんでも素直に受け入れるので、新しいフレームを構築することが得意です。

ただし、怪しい霊感商法など「トンデモ話」に飛びつきやすい傾向があるので、注意が必要です。

▢純粋である

ここでいう「純粋」とは、「自分のためでなく社会や人のために善い行いをしよう、善い人であろう、という『善き思い』をしっかりもっている」ということを意味します。そうありたいと願ってもなかなかできるものではありませんが、とにかくアスペルガー人は本能的に「善き思い」をもっているのです。

それというのも、アスペルガー人は興味の対象が限定されていて、政治的な駆け引きや出世競争など、世俗的なことに関心をもたない傾向にあるからです。哲学的な思想に傾倒しやすく、世俗的行為に意味を感じられないとも考えられます。

多くのアスペルガー人が「善き思い」を全面的に発揮するようになれば、より良い社会への変革の基盤となるでしょう。

□人を信じやすい

アスペの「信じやすさ」は、序章に登場した元アイドル、Ｃさんの例を見るまでもなく、必ずしも長所だとは言い切れません。が、現代人は過剰な猜疑心により他者とつながりにくくなっている面があります。それが高じると、情緒不安定になってしまいます。これは、不安と孤独によって脳内の扁桃核が暴走し、血中のコルチゾール濃度が高まってセロトニンシステムが破綻するために情緒が乱れるという、生理的な裏付けのある現象です。

アスペルガー人が人を疑わない理由は、ひとつには前項の「純粋さ」にあり、理想論に偏った哲学の影響で性善説に立っていることにあります。また、人の言葉の裏を読みとれず、言われたとおりに信じてしまうという特性も影響しています。

あまりに騙されやすいのは問題ですが、猜疑心や情緒不安の蔓延《まんえん》する世の中にあって、アスペルガー人の子どものような信じやすさは貴重なオアシスです。

▢優しい

アスペルガー人は、短気なところもありますが、基本的には優しいにもほどがあるというくらい優しい気質をもっています。「優しいにもほどがあるというくらい」とは、例えば医師が縁もゆかりもない発展途上国に行って無償で治療を施すというようなこと。これはまれに見る深淵な優しさです。この、ちょっと度を越した感じの優しさは、アスペの特徴です。

アスペルガー人は極めて繊細で傷つきやすく、「人から優しく接してほしい」と切に願っています。なので、自分が人に接するとき、無意識にそれを投影して優しくなるのです。

優しくありたいと思ってはいても、いつもそれを実行するというのは、なかなかできることではありません。心から優しい人というのは、それだけで貴重な存在です。人の優しさに触れると、その優しさが伝わり、こちらまで優しい気持ちになります。アスペルガー人の深い優しさは、世の中に優しさを広める大きなエネルギーをもっています。

□「人を守りたい」という気持ちが強い

専門書には「アスペルガーの人は、他人に無関心」とよく書かれていますが、それは半分正解で、半分間違いです。確かに、強い症状をもつ真性アスペは他人に無関心になる傾向が強いのですが、隠れアスペの場合は、むしろ「人を守りたい」「人の世話をしたい」という欲求を強くもっています。そのため、教育者、医療関係者、介護職、児童福祉施設の職員、カウンセラー、セラピストといった仕事に熱意を見せます。

なぜ「人を守りたい」と思うのか。それは、アスペルガー人は使命感が強く、真面目だからです。これについては、続きをご覧いただきましょう。

▢使命感が強い

「人を守りたい」という気持ちの裏には、「自分が守らなければ誰が守るんだ」という強い使命感が潜んでいます。アスペルガー人は、自分が神や教祖のような崇高な存在だと思い込んでいる節があるのです。

スピリチュアルが大好きな彼らは、「自分は偉大な何者かに選ばれた人間であり、世の中を良くしなければならない」と信じています。それが、良くも悪くも使命感の強さにつながっているのです。

僕も昔、「ヒーロー不在のこの時代、俺の肩の荷が重すぎる」などと思っていましたが、同じように「俺が世の中を変えてやらなきゃ」と勝手に思っているアスペルガー人は山のようにいます。かなりイタいヤツともいえますが、この使命感が良い方向へ向かえば、とても魅力的な長所になります。使命感に燃えて弱者を守ったり、社会的な活動を行ったりすることでしょう。実際、社会を変革してきた偉人たちにアスペルガーが多いのは、よく知られるところです。

□真面目である

アスペルガー人の多くは、良くいえば常識にとらわれず、悪くいえば常識をもち合わせていません。しかしこれは、ルール無用というわけではなく、社会通念上、守るべきことを守ろうとする意識は、極めて強くもっています。守るべきこととは、法律や校則、社則などの、いわゆる「決まり事」です。アスペルガー人は無秩序な状態が非常に苦手で、とことん規則を求めます。つまり彼らは、規則を徹底的に守る真面目人間なのです。

規則に厳格なアスペルガー人は、裁判官や法律家、警察官になる例が少なくありません。「自分がお手本にならなければ」という模範意識が高いのもアスペの特徴です。

にもかかわらず、世間一般では「アスペは犯罪を起こしやすい」と思われがちです。

実際は、アスペルガー人の犯罪率は定型発達の人と比べて40％以下と、極めて低くなっています（クリストファー・ギルバーグ『アスペルガー症候群がわかる本』明石書店、2003年)。ごくまれに凶悪事件を起こすアスペルガー人もいますが、マスコミがそういう事件を報じる際に、「犯人はアスペルガー症候群と診断されていました」とアナウンスすることが一時頻発したので、「アスペ＝犯罪者が多い」という誤った認識が根付いてしまったのです。

一方で、高いモラルを追求するがゆえに融通が利かず、周囲の人に窮屈な思いをさせてしまったり、必要以上に不正を糾弾して悪者をつくったりすることもあります。

□聴き上手である

人は誰でも、話を聴いてもらうだけで心が楽になるものです。しかし大半の人は、自分の話を聴いてほしいとは思っても、他人の話など聴きたくもありません。しかしアスペルガー人の中には、人の話を延々と聴ける「聴き上手」な人がたくさんいるのです。

人の会話の9割以上は、中身のない雑談です。アスペルガー人は雑談が苦手ですから、人と会話をするときは、話すよりも聴くことに徹するほうが楽なのです。つまり、会話を成り立たせるためにおのずと聴き上手になるというのがひとつ。

もうひとつは、人を救い、導き、保護するのが自分の使命だと勝手に思い込んでいるので、人の相談には積極的に乗るべきだと考えているというところもあります。

多くの人にとって、自分の話をじっくり聴いてくれる相手というのは貴重です。アスペルガー人は、話し相手として求められる存在であるのです。

□責任感が強い

アスペルガー人はその脳構造によって、恐怖心と罪悪感が人一倍強い傾向にあります。これは一見短所のようですが、責任感の強さという素晴らしい長所をもたらします。

恐怖心と罪悪感が強いと、「やるべきことをやらなければ申し訳ない」「約束を守らなければ許されない」という感情に駆られやすい。それが責任感の強さ、言い換えれば「義理堅さ」として行動に表れるのです。規則を厳格に守りたがる「真面目さ」も、この義理堅さを後押ししています。

ただ、責任感が強すぎるあまり、自分を追い詰めてしまい、心身を病んでしまう場合もあります。それを回避できれば、周囲の人から信頼を勝ち得る素晴らしい長所といえるでしょう。

□ネガティブな感情への共感性が高い

アスペルガー人は「無機的で感情に乏しい」といわれますが、それは大間違いです。確かに、肯定的な感情は乏しい傾向にありますが、不安、恐怖、怒り、悲しみといったネガティブな感情に関しては、人一倍強い感受性をもっています。

自分がネガティブな感情に支配されやすく、落ち込みやすいので、他人が悲しみや不安の中にいるときは、強く共感することができます。悲しい気分のときに、同じように悲しんでくれる人。アスペルガー人には、そんな一面もあるのです。

□向上心が強い

人生を改善していくためには、正しい知識と向上心が必要です。アスペルガー人は、その向上心にあふれています。哲学好きなので、悟りや解脱に到達した人といった崇高な存在への憧れをもち、そうなりたいと願っているのが理由のひとつです。また、完璧主義、かつ劣等感が強いから、自身を成長させたい、という無意識の欲求もあります。とはいえ、向上心については極端な傾向があり、向上心のかけらもなくニートになりやすいアスペルガー人も少なからず存在します。

アスペルガー人は、その症状によって日々の生活で困ることが多いので、どうにか救われたいという思いがあります。そこで向上心の高いアスペルガー人は、改善のための努力を繰り返します。人生に苦労の多いアスペルガー人ですが、たゆまぬ努力によって、自分で人生を切り開いていくことができるのです。

▢礼儀正しい

一部の隠れアスペに限定されますが、礼儀正しく美しい所作を好むという長所もあります。

礼儀正しく振る舞うことは、少々息の詰まる行為です。そのため、時間がたつとだらけた所作になってしまいがちですが、その点、隠れアスペルガー人は違います。彼らは基本的に美意識が高く、美しい物や芸術を好みます。美意識に関係する脳の神経部位が、先天的に発達しているからだと推測されますが、その高い美意識が言葉遣いや行動にも反映するため、隠れアスペルガー人は優雅な振る舞いをするのです。

また、人から嫌われること、悪く思われることに強い恐怖心をもっているので、印象を良くしようとして無意識に礼儀正しくしている可能性もあります。ともあれ、美しい所作と礼節をもった振る舞いは、大変好ましいものです。

□空気を読むのが異常に得意

「アスペルガーは空気を読めない」とよくいわれますが、隠れアスペの中でも軽度の女性には、「空気を読みすぎるくらい読む」人が少なくありません。彼女らは、好むと好まざるとにかかわらず、犬の嗅覚のように敏感に周囲の人の気持ちを察します。これは、劣等感が強く、常に人の顔色をうかがっているからです。また、視覚的な情報収集に長《た》けているため、相手の表情や言動のわずかな変化を素早く察知することができます。理由はわかりませんが、においや空気といった抽象的な要素でできている雰囲気についても、その違いを敏感に感じ取ることができます。

良いことばかりとはいえない能力ですが、細やかな気配りで評価されることは多いはずです。こういう能力が高い人は、カウンセラーやセラピストなど、人の気持ちに寄り添う仕事に向いています。

□美男美女が多い

不思議に思われるでしょうが、アスペには美男美女が大勢います。実際、モデルや俳優の中にはアスペルガー人が少なくありません。ただ、アスペルガー人は基本的に自分に自信がなく、歪《ゆが》んだ鏡で自分を見ているので、本人には美男美女であるという自覚があまりありません。なかには、その美しさから極端なナルシシズムに陥るイタい人もいますが……。

なぜアスペに美男美女が多いのか？　アスペは視覚情報に大きく頼って外部を認識

する傾向が強いので、いつも目を大きく見開いています。そのため、パッチリした目をしている人が多いのです。また、これはあくまで推測ですが、脳の障害によって表情筋が特定の形に引っ張られ、たまたまきれいな顔の形をつくっているのではないかと思われます。ダウン症も先天性の脳の機能障害ですが、みんな同じような顔をしているのは、やはり表情筋が引っ張られているからです。

□正義感が強い

不正や悪行を糾弾し、世の中を正すことが必要だと思っても、実際に行動できる人はなかなかいません。しかし、アスペルガー人は気質として正義感を発揮しやすく、悪を糾弾する勇気をもっています。その正義感は、「社会のルールを守らなければならない」という意識の高さ、「自分には、世界に調和をもたらす役割が備わっている」という勝手な思い込みから来ています。また、神や魂といった崇高なものへの憧れがあり、自分がその代理人と思っている節もあります。

正義感が強すぎて、無用なトラブルが生じる例もありますが、自分にはなんの利益がなくてもリスクを顧みず正義の声を上げられる、貴重な存在なのです。

□度を越えたキレイ好きである

アスペルガー人の部屋は、ものすごくキレイか、めちゃくちゃに散らかっているかのどちらかです。後者の場合でも、基本的に美意識が高く秩序を好むので、いったんスイッチが入ると寝る間も惜しんでキレイにします。アスペルガー人は完璧主義が多いので、やるとなったら徹底的にやるのです。

生きる力になる！アスペの知られざる能力

アスペの長所には、人間的な魅力だけでなく、実生活に役立つものも数多くあります。特に仕事をする上で役立つ能力は、定型発達の人が及びもつかないほど豊富です。

短所の少ない隠れアスペなら、一流のビジネスパーソンになれる資質を大きくもち合わせています。

できることとできないことの差が激しいアスペルガー人にとって、職業の選択というのは非常に重要な課題です。アスペルガー人が仕事を長続きさせるためには、長所を生かすことができ、かつ短所を刺激しない職業を選ぶこと。そのためにも、自分の長所を知ることが大切です。ここからは、そんなアスペの実用的な能力を紹介します。

▢学習能力が高い

アスペルガー人の中でも、隠れアスペの人は基本的になにをやらせても上達が早い傾向にあります。子どもの頃から、勉強もスポーツもできるマルチ人間だったという人が、意外に多いのです。

「隠れ」でも、自分が周囲から浮いていると自覚している人は、「このままでは生きていけない」「変わらなければ」という追い詰められた心理状態になっています。そのため、勉強にもスポーツにも熱心に取り組むようになります。こうして、ただでさえ器質的に高い学習能力がより上がるのだと考えられます。覚えるのが早く、学ぶことが楽しくなると、もっと学習に熱が入り、さらに覚えられるという良い循環が起こります。学習能力の高さから、隠れアスペルガー人は基本的に秀才が多く、日常生活でも仕事でも高い能力を発揮します。

□IQが高い

前章でも紹介しましたが、アスペルガー人の多くは通常より高いIQ（知能指数）をもっています。統計によると、真性アスペはIQ１４０以上という天才が多く、隠れアスペでもIQ１２０前後の秀才が多くいます（トニー・アトウッド『ガイドブックアスペルガー症候群――親と専門家のために』東京書籍、１９９９年）。なかには定型発達の平均値より低いIQのアスペルガー人もいますが、８割ほどが平均以上です。

アスペルガー人は環境さえ整えば、仕事や研究などで大きな成果を上げるポテンシャルをもっているのです。

□知識欲が旺盛である

アスペルガー人はいろいろな方面に知識を求めます。「これを知らなければ大変なことになる」という根拠のない恐怖心があることや、アスペの特徴のひとつである収集癖が知識についても発揮されることによるものだと思われます。

知識があれば、それだけで社会を生き抜く力になります。

司馬遼太郎は軽トラック1台分の古書を読みあさってから小説を書いていたそうです。また、物理学の天才・エドワード・ウィッテンが次々と新しい数式を作り出すことができたのは、数学に関する基礎知識の量が他の物理学者をはるかに凌駕しているからだそうです。

「詰め込み式の学習は良くない」といいますが、膨大な知識という土台があった上で、初めて創造力を発揮することができるのです。

のちに解説しますが、蓄積した知識を論理的に体系化して再構築するのも得意ですから、コンサルタントやアドバイザーにも向いています。

□視覚情報を瞬時に記憶できる

旺盛な知識欲で集めた情報を、アスペルガー人は驚異的なスピードで大量に記憶できます。ただし、耳で聴いた話ではなく、目で見た情報に限ります。

アスペルガー人の3分の1は、程度の差こそあれ、直感像（写真記憶）の能力があり、写真で撮ったかのように脳内に画像として保存できるのです。

文章も、本のページを画像として記憶し、後から読み返すことができます。

写真記憶ができないアスペルガー人でも、通常より高い視覚的記憶力をもっています。先天的に言語野に機能不全を抱えている代わりに、視覚野が異常に発達しているからだと推測されます。

この高い記憶力は、研究者や医師など、知識の量がものを言う仕事に生かせる能力です。

□コピーするのが得意

視覚情報を記憶するのが得意なアスペルガー人は、物でも技術でも動作でも、見たままに再現する能力に長《た》けています。無から有を創造するのは苦手ですが、既存のものをコピーするのは非常に得意なのです。

アスペルガー人は、写真記憶の能力により細部や要点を素早く記憶できるのです。特に科学技術の分野では、情報の主体を視覚に頼るので、素早く、かつ緻密に原型をコピーすることができます。アスペルガーの多い日本人がその特性をいかんなく発揮しているのです。例えば自動車がその典型でしょう。本来はアメリカの独壇場であった分野ですが、数年でまねし、さらには20年ほどで世界の市場を席巻してしまいました。古くにさかのぼれば、火縄銃がその能力の象徴といえます。種子島に渡ってきた火縄銃を、鍛冶屋《かじや》が数カ月で模倣してしまい、しかもそれが数年で全国へと広まり、当時、世界最強の武力をもつに至りました。

スポーツにおいても、一流選手の動きをまねするのが上手です。上達する一番の近道は、一流どころのまねをすること。我流で一から始めるよりも、変なクセが身につかないというメリットもあります。

とはいえ、ただコピーするだけでは永遠に2番手から脱せられず、国際競争に置いていかれてしまいます。その点、アスペルガー人は原型から改善点を見いだし、さらに優れたものに改良することも得意としているのです。

▢ルール化が得意

ルール化とは、無秩序で不明瞭に見えるものの中から規則性を見つけ出し、文章や図で説明すること。例えばプレゼンで企画が通ったときに、どのような思考や言動が要因だったかルール化することで、次のプレゼンの成功率が上がります。逆に、プレゼンに失敗したときの言動もルール化し、繰り返さないようにすれば、同じ失敗を避けられます。

一般の人は自分の言動をいちいちルール化することなどありませんが、アスペルガー人は、ルール化することが好きだし得意です。というのも、変則的なこと、正体不明なものがとにかく嫌いで、規則性を見つけないと落ち着かないのです。その結果、自らの思考や言動のルール化が進み、日常生活や仕事で失敗を繰り返すことがなく、成功を再現できるようになります。生きづらい人生の中でも、常に改善しながら生きていけるのがアスペルガー人なのです。

▢論理的に体系化することが得意

既存のルールを論理的に体系化することも得意で、それを他者に提供して職業に生かすこともできます。僕の仕事は、まさにそれです。

アスペルガー人は、ゼロから物事を発想することは苦手ですが、既存の情報やアイデアを集めて論理的に分析し、体系的に整理することは得意なのです。繰り返しになりますが、アスペルガー人は規則性がない物事にストレスを感じます。だから、規則性を求めて情報などを体系化したがるのです。

いくら良い情報でも、単体ではなんの役にも立ちません。複合的・重層的に情報を集め、優先順位を定めることで、初めて有益なソースとして働きます。しかし、これは根気のいる作業です。しかしアスペルガー人は「そうしないと気持ち悪いから」と、せっせと体系化にいそしむのです。

□数学に強い

ビジネスの現場で活躍するために、数学のセンスは重要です。その点、アスペルガー人の中には、突出して数字に強い人が多くいます。あくまで推測ですが、数学に関係する神経領域の密度が濃いからでしょう。あるいは、数学は高度な緻密性、論理性が必要であり、自己完結性が強いという点でアスペの気質に合っているからとも考えられます。現に、アスペが多い日本の数学レベルは、依然として世界のトップクラスです。

□ひとつのことを延々と続けられる

普通だったら途中で飽きてしまうような地味で単純な作業も、アスペルガー人は飽きずに延々とやり続けられます。規則性を好むアスペルガー人にとって、変化の多い状態というのは極めて不快です。そして、同じことの繰り返しに快楽を感じやすい。さらに、興味の範囲が非常に狭いので、他のことに目移りしづらい。よって、多くの人が「つまらない」「苦痛だ」と感じるルーティンワークも、やすやすと習慣化することができるのです。

例えば理系の研究職では、何十回、何百回と同じ実験を繰り返すことが必要です。そういった基礎研究があってこそ、歴史的な大発見や優れた商品開発がなされているのです。黙々と同じことをやり続けられるアスペルガー人は、研究職にとても向いています。

ノーベル賞を受賞できるような大発見をする人には、抜群に頭が良いだけではなく、つまらない研究作業を延々と続けられる能力が不可欠です。ちなみに、ノーベル賞受賞者にはアスペルガーが多いといわれています。

ひとつのことを継続するのが苦ではないという性質は、さまざまな場面で必要とされる稀有《けう》な才能です。ただし、ひとつの方法だけに固執していると、イノベーションにより取り残される恐れがあるので、注意が必要です。

□すさまじい意志力がある

アスペルガー人には、白か黒、どちらか両極端に走る性質があります。やる気がないときは何もしませんが、いったんスイッチが入ると猛烈なパワーを発揮し、寝る間も惜しんで延々と物事に取り組みます。アスペは本当に極端で、ニートか病的なワーカホリック（仕事中毒）か、どちらかになることが多いのです。僕もかつて４年もニート生活を送っていましたが、今では完全なワーカホリックで、一年中、朝から晩まで仕事をしています。

こうと決めたら寝る間も惜しんで物事に取り組む。このすさまじい意志力の根底には、「絶対にこれをしなければならない」という根拠のない強迫観念があります。アスペルガー人は強迫観念によってさまざまな症状を後押しされているのですが、意志力もそのひとつです。

この意志力が仕事に向かえば、当然、職業人として大きな成果を収めることができます。しかも、特定の分野で並はずれた才能をもっているので、そこにうまくハマれば、名を残すほどの活躍ができるでしょう。

□「一極集中」が得意

特定の分野で活躍するためには、時間、労力、お金、知恵、情熱などのリソースを「一極集中」で投入することが必須です。しかし、多くの人は周辺のさまざまなことに気をとられ、一点に集中することができません。

その点、アスペルガー人はもともと興味の対象が非常に限られています。そしていったんスイッチが入ると、誰よりも高い集中力で、一点に全精力を注ぎ込むことができます。アスペならではの突出した才能をもっている分野であれば、極めて大きな成果を手に入れられるはずです。

□時間を正確に守る

言うまでもなく、仕事で成果を上げるためには時間管理が大切です。その点、アスペルガー人は、強迫観念的に時間を守ることに固執します（なかには遅刻魔もいますが）。規則性が乱れることに強い不安と恐怖、怒りを感じるからです。世界から見ると、日本の電車は奇跡的に時間に正確ですが、これが実現可能なのは、日本人の気質がアスペルガー的だからでしょう。

仕事や勉学などで目標を達成するためには、漫然と流れに身を任せるのではなく、期限を掲げて実行することが大切です。アスペルガー人なら、期限を守ることに異常なほど執着し、目標達成の中心的担い手となれます。

□ワーカホリックになれる

ワーカホリックは仕事中毒という意味ですから、必ずしも良いことではありません。が、その道のプロフェッショナルとなるためには、一定期間仕事漬けになる必要があることは否めません。極端に走りやすいアスペルガー人は、ワーカホリックになるか、ニートになるか、どちらかしか選べません。「そこそこ頑張る」ということができないのです。どうせ極端に走るなら、ワーカホリックの方向へ走りたいところ。そうすれば、先天的な能力の高さとも相まって、素晴らしいスペシャリストになれることでしょう。

□問題解決能力がある

　仕事などでトラブルに見舞われたとき、人はどうするか。問題を棚上げして回避する。心が折れて思考停止に陥る。根本的解決に向けて努力する。だいたい、この３パターンのいずれかになると思います。

　意外なことに、アスペルガー人は３番目の行動に出る人が多いのです。当然のことながら、解決に向けて努力するのが一番建設的です。問題が最小限で抑えられ、解決のためのノウハウが蓄積され、自身の成長にもつながります。

　責任感が強く真面目なアスペルガー人は、人一倍、トラブルを深刻に受け止め、秩序や調和が乱れることに恐れを抱きます。そこで「なんとかしなくては！」と必死で解決のために奔走するのです。

　しかも、アスペルガー人の多くは総じて能力が高いので、たいがい生産的な形で解決を迎えることになります。精神的に許容できる範囲のトラブルであれば、本人の能力開発の良い機会ともなるのです。

□観察力に優れている

前に解説したとおり、アスペルガー人は視覚情報を記憶する能力が過剰なまでに発達しています。これは、観察力がずば抜けて優れていることを意味します。事実、視覚に頼った「間違い探し」をさせれば、右に出る者はいません。

彼らは、優れた観察力で他人の行動パターンや動作など、細かいところによく気づきます。ここに持ち前の向上心が加わり、他人の良い部分を見つけたら得意のコピー能力で取り入れ、悪い部分は反面教師として自分の中から排除します。また、他人の問題点も見抜けるので、細やかで的確なアドバイスができます。これは、接客アドバイザーなどに適した長所です。

□合理的思考が得意

世界中を見ても、日本人ほど繊細な感情と感性をもっている民族はなかなかいません。優しさや思いやりがあり、空気を読む能力も高い。それは素晴らしいことなのですが、感情が邪魔をして合理的なビジネス展開を遅らせることもしばしば起こります。結果として、世界とのシビアな競争の場面で判断を誤り、負けてしまうことも。

しかし、アスペルガー人なら邪魔な感情を排除して、ビジネスライクな合理的思考に徹することができます。「アスペルガー人は情緒的でない」とよくいわれる原因のひとつに、興味の範囲が極端に限局されていることが挙げられます。その範囲外は単なる無駄なものとしか認識できず、なんの感情も湧きません。なので「役に立つか否か」「無駄かそうでないか」とシビアに判断することができるのです。この能力が合理的で効率的なビジネスを加速させます。

なんでも感情を排除すればいいというわけではありませんが、合理的に考えてこそ、初めて可能となる改善策、解決策があるのも事実です。例えば前社長の同級生が経営する企業との取引を、メリットが薄いと見ればあっさり他社に切り替える。こうして、ビジネスが効率化したり利益が上がったりするわけです。

情緒的といわれてきた日本社会ですが、これからの時代を生き抜くために、今後は合理的なアスペルガー人が他を抜きん出て重用されるようになるでしょう。

□「異質のフレーム」を構築できる

先ほどお話ししたとおり、イノベーションを起こすには「異質のフレーム」を構築する必要があります。異質のフレームとは、平たく言うと「今までとは違ったものの見方」です。その点、生まれついての変わり者であるアスペルガー人は、普通の人とはまるで違ったものの見方をし、思いもよらない発想をすることができます。イノベーションといえばアスペの独壇場なのです。

イノベーションが多発すれば、経済の復興、科学技術の進展につながります。天然の変わり者であるアスペルガー人は、その担い手となることができるのです。

□人に教えるのが上手

アスペルガー人は、人にものを教えることが好きです。これは、世話好きで、人の上に立ちたがる気質によるものです。自己顕示欲を満たせるところ、雑談をする必要がなく要点だけを伝えればいいところも、アスペ好みのポイントです。

彼らは、教えることが好きなだけでなく、とても上手です。物事を論理体系化することに長けているので、内容をわかりやすく教えることができるわけです。アスペルガー人は、教育や人材育成の分野でも大きく活躍できる資質をもっています。

□直感力がある

「直感力」とは、論理的な思考を通さずに、正しい答えを出せる能力を指します。直感力があれば、人の本質を見極めたり、危機を回避したりと、さまざまな場面で的確な選択をすることができます。また、科学技術を進化させたり、高次の芸術を創造したりする仕事にも役立ちます。

とはいえ、直感力はなかなか鍛えることができず、思いどおりに発揮することもできません。生来の気質によるところが大きいのですが、なぜかアスペには生まれつき直感の鋭い人が多いのです。理由ははっきりしませんが、視覚情報の過敏性、過剰な規則性をもっていることから、わずかな変化にも気づきやすいのかもしれません。

この直感力を生かせば、他の人がまねできないセンスを発揮し、カリスマ的存在になれることでしょう。

アスペの才能を伸ばすためには

アスペルガー人の才能の数々を見てきましたが、いかがでしたか？「こんな才能があれば、社会で活躍するのは確実だ」そう思った人もいることでしょう。しかし、話はそう単純ではありません。いくら才能があったところで、それだけではなんの役にも立たないのです。

世間では、才能が見つかればそれだけで心が充実し、やる気になるものだと勘違いされていますが、そんなことはあり得ません。才能とやる気は別物であり、いくら才能があっても、やる気がなければ生かすことができないのです。

また、才能というのは「特別なもの」だと思い込んで、自分が先天的に備えている能力を才能だと認められない人が多いのも問題です。生まれつきもっているものには、なかなか価値を見いだすことができないものです。せっかく素晴らしい才能が自分の中にあるのに、「どこかに才能はないか」とさまよい歩く「青い鳥症候群」になって

こんなにあった！
アスペの人間的魅力

- □ 素直である
- □ 純粋である
- □ 人を信じやすい
- □ 優しい
- □ 「人を守りたい」という気持ちが強い
- □ 使命感が強い
- □ 真面目である
- □ 聴き上手である
- □ 責任感が強い
- □ ネガティブな感情への共感性が高い
- □ 向上心が強い
- □ 礼儀正しい
- □ 空気を読むのが異常に得意
- □ 美男美女が多い
- □ 正義感が強い
- □ 度を越したキレイ好きである

生きる力になる！
アスペの知られざる能力

- □ 学習能力が高い
- □ IQが高い
- □ 知識欲が旺盛である
- □ 視覚情報を瞬時に記憶できる
- □ コピーするのが得意
- □ ルール化が得意
- □ 論理的に体系化することが得意
- □ 数学に強い
- □ ひとつのことを延々と続けられる
- □ すさまじい意志力がある
- □ 「一極集中」が得意
- □ 時間を正確に守る
- □ ワーカホリックになれる
- □ 問題解決能力がある
- □ 観察力に優れている
- □ 合理的思考が得意
- □ 「異質のフレーム」を構築できる
- □ 人に教えるのが上手
- □ 直感力がある

はいませんか？　そんなことでは「自分にはなんの才能もない」と落ち込んでしまうのがオチです。

特にアスペルガー人は劣等感が強いので、自分の才能を過小評価しがちです。劣等感というフィルターを通して見ると、「こんなこと、大したことない」「誰だってこれくらいできる」と、無価値の方向に帰結させてしまう。せっかく素晴らしい才能をもっているのに、それを見いだすことができず、伸ばすこともできず、アスペのマイナスの症状だけにフォーカスして生きづらい人生を自ら選択してしまうのです。

そんなことにならないように、僕のセッションでは、まず本人が無価値だと思い込んでいる才能を見つけ出します。次に、才能の邪魔になる劣等感やその他のマイナスの症状を取り払います。そして、やる気が出るようにトレーニングをし、才能を伸ばしていきます。最後に、才能を生かした職業に就けるようにサポートをします。

僕のセッションでは、隠れアスペに限れば、マイナスの症状の6〜8割は大幅に改善します。また、隠れアスペの9割近くの方が無事就職を果たし、卒業していきます。アスペの中でも、隠れアスペは社会で活躍できる可能性が十分にあると言ったのは本当なのです。

もう一度言いますが、アスペルガーは、才能です。その才能を埋もれさせるか、輝かせるかは、自分次第なのだということを、ぜひ知っていただきたいと思います。

［第3章］

君の生きづらさは「隠れアスペ」のせいだった！

君の「生きづらさ」の正体を知ろう

ここまでは、「隠れアスペ」という新しい概念と、アスペルガーの知られざる才能についてお話ししてきました。「自分の生きづらさの原因が隠れアスペにあるということ」「隠れアスペを含むアスペルガーの症状は、マイナス面ばかりでなく、むしろプラス面が際立っているということ」これらをしっかり認識することは、生きづらい人生の問題点を改善するための必須条件です。

隠れアスペの人は、幼い頃から生きることを苦しいと感じています。わけのわからない劣等感、傷つきやすさ、不安感、情緒不安定……こういったマイナスの症状に常にさいなまれ、一人思い悩んでいるのが隠れアスペルガー人です。

「あのとき、失礼なことを言ってしまったんじゃないか」と3日も悩んだ末、電話をして謝ると、相手はなにも覚えていない。「私のことを見て笑っていたけれど、なんだろう？」と気になって夜も眠れなかったのに、あとで聞いたら、相手はただ談笑していただけで、自分がいたことに気づいてもいなかった。こんなことが、隠れアスペの人にはよくあります。

ごくまれに「特に生きづらさを感じない」という人もいますが、おそらくそれは自分では気づいていないだけ。内面では、知らないうちにストレスが蓄積しているものです。アスペルガー人は、突然泣き出したり、キレたりしてしまうことがありますが、これはたまったストレスが爆発したことによるものでしょう。

自分の劣等感や不安感が成育歴の問題からくるものなのかと昔を振り返ってみても、どうも結びつかない。周囲に相談してみても、「誰でもそんなものだよ」と受け流される。原因がわからないため解決の糸口がつかめず、そのことがさらなるストレスになっていきます。

また、アスペルガー人は代謝障害を抱えているため、体が弱いものです。常に体調不良に見舞われています。しかし、原因がはっきりわからないので、周囲から「怠け病」だと責められることも。

こんな調子なので、いくら優秀な成績を上げても、社会的に名声を得ても、「自分なんて生きている価値がない」「どうせ失敗するだろう」という自信のなさを払拭《ふっしょく》することができません。いや、多くのアスペルガー人は、自信のなさが邪魔をして、優秀な成績を上げることすらできません。その能力が十分にあるにもかかわらず、です。

そこで、自分の生きづらさがいったいなにに起因しているのか、認識することが大切なのです。知っておきさえすれば、不安感に襲われたとしても、落ち込んでしまっても、「これはアスペの症状なんだ」と自分を納得させることができます。それだけでも、だいぶ気持ちが落ち着くものです。また、原因がアスペだとわかっていれば、自分を責めなくても済み、心が軽くなります。ここからは、そんなアスペルガーの生きづらさの正体を探っていきましょう。

君の劣等感が強すぎる理由1
——糖質の摂りすぎでセロトニン不足に

これまでも何度か触れてきましたが、アスペルガーの最大の特徴は、強い劣等感にあります。アスペルガー人は脳の構造上、セロトニンシステムが機能不全を起こしており、情緒の安定を司《つかさど》る神経伝達物質であるセロトニンの産出や受容量が少なくなっています。このことが、情緒不安定や抑うつ症状、劣等感につながっています。

アスペには脳の機能障害という先天的な要因に加えて、生活習慣によって劣等感を助長されやすいという特徴もあります。アスペルガー人は糖代謝異常を起こしやすく、血糖値が乱高下しやすいという体質をもっています。血糖値が乱高下すると、ただでさえ機能の弱かったセロトニンシステムがついには破たんし、深刻なセロトニン不足に陥ります。これにより、さらに大きな劣等感に苦しめられるのです。アスペルガー人は糖質を摂りすぎる傾向にあり、これによって、劣等感のみならず、さまざまなアスペの症状を悪化させてしまいます。

特に小麦粉の多量摂取は、アスペにとって非常に悪い影響を及ぼします。小麦粉を食べると、腸内でカンジダ菌やクロストリジウム－ディフィシルといった悪玉菌が大増殖します。すると、腸内で産出されるセロトニンが大幅に減少してしまうのです。

まさかパンを食べることが劣等感につながっているとは、誰も思いませんよね。そこでみんな、カウンセリングを受けたり自己啓発本を読んだり、と的外れな行動をしてしまいます。しかし、どれほど「心のケア」をしても、パンを食べるのをやめなければ、アスペルガー人の劣等感が軽くなることはないわけです。ちなみに、小麦粉には他にも体への悪影響がありますが、それについては次章で詳述します。

他にも、ビタミンB群の欠乏、運動不足、生活リズムの乱れなどがセロトニン不足や前頭葉の血流不足を引き起こし、ひいては劣等感を強めています。

劣等感や不安感というと、心の問題だと思われがちですが、実は肉体の生理的作用に起因するところが非常に大きいのです。ですから、自分の心に原因を求めるのではなく、まずは食生活を見直すことが先決です。

君の劣等感が強すぎる理由2 ——できないことが多い子ども時代

アスペルガー人がひどい劣等感にさいなまれる要因として、18歳頃までの成育歴も認められます。彼らは生まれつきの障害によって、子どもの頃から「できないこと」が多く、それが劣等感を増幅させてきたのです。

アスペのマイナスの症状が出ているときは、周りの子と同じような生活動作ができなかったり、試験の成績が悪かったり、冗談がわからなかったり、といろいろな面でつまずきます。周りの子たちが当たり前にできることを、自分はどうしてもできない。なぜできないんだろう？　恥ずかしい……こんな感情を日々抱えながら成長していけば、劣等感が大きくなるのも無理はありません。特にアスペルガー人は、否定的な記憶や感情をなかなか忘れることができず、しかも何倍にも増幅された記憶として残してしまうのです。結果として、18歳ぐらいの青年期までには、ちょっとやそっとでは崩れない強固な「劣等感の壁」を築き上げてしまうのです。アスペルガー人は、体質的に劣等感をもちやすい上に、成長過程においても劣等感が育ちやすいというわけです。

劣等感を弱めるためには、資格をとったり技能を身につけたりするのが効果的だといわれます。定型発達の人なら、そういう表面的な「条件付け」によって自己肯定感を上げることができるのです。

しかしアスペルガー人は、資格をとっても、出世をしても、「どうせ私なんて……」と劣等感を拭いきれません。そこで、「もっと多くの資格をとろう」「もっと地位を上げよう」と「条件付け」をエスカレートさせていきます。が、表面的なスペックがどれほど上がっても、自己肯定感を得られることはありません。

この強すぎる劣等感は、アスペの人生のさまざまな局面に影を落とします。だから、彼らが「無条件」に自己肯定感をもつための根本的な改善法が必要なのです。

君が情緒不安定な理由

先に述べたように、アスペルガー人は総じてセロトニンシステムの機能が弱っていて、慢性的なセロトニン不足に陥っています。

セロトニンは、モノアミン系という脳内神経伝達物質の一種で、モノアミン系には他にドーパミン、アドレナリン、ノルアドレナリン、ヒスタミンなどがあります。セロトニンとドーパミン、ノルアドレナリンの3つは特に重要で、「3大神経伝達物質」と呼ばれています。

ドーパミンは快感を生みだす物質で、好きなことをしたときや褒められたときなどに放出されます。人は一度ドーパミンによる快感を覚えると、また快楽が欲しいと思って、同じことを繰り返します。これが「やる気になる」という状態です。ただし、ドーパミンが過剰に分泌されると、快感中毒になって、なんらかの依存症に陥る危険があります。

ノルアドレナリンは、心身を緊張・興奮状態にする物質で、やる気や集中力を高める効果があります。しかし、過剰になると神経がたかぶり、イライラしたり攻撃的になったりします。

ドーパミンとノルアドレナリン、２つの物質の暴走を抑えるのがセロトニンです。セロトニンが不足すると、ドーパミンとノルアドレナリンの暴走が抑えられなくなり、やる気が出なかったりキレやすくなったり、ストレス、不眠、過食や拒食に襲われたりします。つまりセロトニンは、心の安定を保つために必要な物質だというわけです。そのセロトニンが不足することから、アスペは情緒不安定や抑うつ状態になりやすく、時にはうつ病に発展することもあるのです。

また、アスペルガー人は脳の前側にある前頭葉という部分の血流が悪く、これも心の安定を妨げる要因となっています。前頭葉に血流不全があると、大脳辺縁系にある扁桃核が暴走し、ストレスホルモンと呼ばれるコルチゾールが分泌されます。コルチゾールは血糖値や血圧、睡眠リズムを正常に保つための重要なホルモンですが、これが過剰になると血糖値をコントロールできなくなり、やたらと早く目覚めてしまいます。睡眠サイクルの異常は心身に大きな負担をかけ、ますますコルチゾールが大量に分泌されるようになります。

アスペルガー人は、扁桃核の暴走が常に起こっていて、コルチゾールが過剰な状態にあると考えられます。そのため感情の起伏が激しく、なにもやる気の起きないうつ状態に陥りやすい。アスペの情緒不安定は、こうして生み出されるのです。

君が人付き合いを避ける理由

「アスペルガーは人に興味がない」と本に書かれていることがありますが、別にそんなことはありません。コミュニケーションが苦手なので、人付き合いを避ける傾向にはありますが、人を求めていないというわけではないのです。むしろとても寂しがり屋で、人とつながりたいという気持ちを強くもっています。

なかには、根っから人に興味がないアスペルガー人もいます。仮説の域を出ませんが、それは、ミラーニューロンやオキシトシンといった愛情に関するホルモンが遺伝的に不足しているためだと考えられます。しかし、こういうアスペはごくまれで、ほとんどは人を求めています。

ただ、あまりにも人に対して恐怖心が強いため、その気持ちを封印しています。彼らは自分のことを価値のない人間だと思っているので、人からも「ダメなヤツだと思われるんじゃないか」といつもビクビクしているのです。

いざ人と向き合っても、会話の仕方がわからないし、距離の詰め方がわかりません。話そうとしてもうまく話すことができず、ちょっと会話するだけでも疲れてしまう。相手の反応をネガティブに受け取って傷ついてしまう。その結果、本当はもっと近づきたいのに、傷つくことが怖くて人との距離を置くようになってしまうのです。

また、興味の範囲が非常に狭いので、結果として人と付き合う機会が少なくなっているというところもあります。僕自身も、本来は人に対する関心が強いのですが、仕事以外での人付き合いはほとんどありません。今は自分の仕事とそれに関する勉強に興味が集中していて、他のことに気持ちが向かないのです。アスペルガー人はワーカホリックになりやすいと前章で述べましたが、「学ばなければ」「仕事をしなければ」という焦燥感に駆られている人が多いのです。僕も「どアスペ」を克服して知り合いの輪が広がったものの、プライベートで付き合うのは、今もごく少数の人だけです。

君が傷つきやすい理由

「傷つきやすい」というのもアスペルガー人の大きな特徴です。例えば飲み屋で仲の良い友達に「おまえ、アホだな～」と言われても、普通はなんとも思いませんよね。しかし、アスペルガー人は「アホってなんだよ！」と本気で怒り出したりします。彼らは極めて繊細で、心が折れやすく、その心を守ることに必死で、ちょっとした冗談も通じません。怒ることで、なんとか心の傷を防御しようとするのです。

アスペルガーの脳の構造上、傷ついたときの記憶というのは、フラッシュバックのようになんの脈絡もない状況で何度もよみがえります。その記憶は勝手に増幅していき、時間とともに記憶が薄れるということは、ほとんどありません。

定型発達の人でも、傷ついた経験がトラウマになることはあります。しかし、アスペの場合は、傷ついた経験が何倍にも増幅されて記憶に残るのです。仮に傷ついた度合いが「レベル3」だったとしても、記憶の中ではいつのまにか7や8にレベルアップしていて、「大火傷《やけど》をした」記憶になってしまうのです。

こうなると、もう怖くて同じ場所、同じ人、同じシチュエーションには近づけません。アスペルガー人は、たった一度傷ついただけでも挫折してしまうことがあるのです。

君がイヤな思い出を忘れられない理由

「記憶がフラッシュバックのように何度もよみがえる」と言いましたが、それはアスペルガー人の脳の機能上、前頭葉と扁桃核、海馬の抑制が利かないからです。また、視覚情報を写真のように記憶できる能力も関係していると考えられます。

フラッシュバックというのは、何年も、何十年も前の出来事が、突然、何の脈絡もなくバッと目の前に浮かんでくることです。それが、アスペの場合は悪い記憶、特に精神的苦痛を伴う記憶に限って何度も起こります。

「昔、あんなイヤなことがあったよな」と思い出すレベルではなく、今この瞬間に、目の前で起きているような臨場感をもっています。フラッシュバックが起こると、当時の感情と感覚がものすごくリアルによみがえってきて、あまりの恐怖にしばらくガタガタと震えが止まらなかったり、脂汗が出て具合が悪くなったりすることもあります。フラッシュバックというのはそれほど苦痛を伴うもので、そのせいで悪い記憶が再び強烈に刻み込まれるのです。

そもそもアスペルガー人には、良い記憶はどんどん失われ、悪い記憶ばかりが残っていくという脳の機能上の特性があります。僕には、小中学校時代の楽しい思い出はひとつもありません。楽しいことがまったくないはずはないのですが、悪い記憶しか思い出せないのです。

定型発達の場合は、逆に良い記憶のほうが残りやすい傾向にあります。悪い記憶は時間とともに失われていき、良い記憶だけが残るように脳内で処理されるからです。これは心理学用語で「選択的記憶の淘汰」と呼ぶ現象で、精神衛生を保つのに役立っています。

「学校行くのイヤだな〜」といつも言っていたはずの生徒たちが、卒業式になると泣いてしまうのは、この選択的記憶の淘汰によって良い思い出ばかりが残されたからです。恋愛でも、泣かされっぱなしだったのに、数年たつと「良い思い出をありがとう」なんて気持ちになったりしますよね。

アスペルガー人は、残念ながらそうはいきません。「逆選択的記憶の淘汰」によって、つらい記憶ばかりが何度も思い出され、恐怖や不安、恥ずかしさといった負の感情に繰り返し支配されるのです。

君が物事を続けられない理由

アスペルガー人は規則性を好むので、「ひとつのことを延々と続ける」ことが得意です。ただし、これは習慣化のスイッチが入った場合の話。いったん「続けなければ気持ち悪い」という状態になればすぐに習慣化しますが、そうでなければ物事を継続することができません。

これは、アスペルガー人が前頭葉の機能不全を起こしているからです。今やっていることは目的達成のために意味があるか、現在は目標地点に対してどの段階にあるか、と客観的に分析するのは前頭葉の働きです。前頭葉が委縮しているアスペルガー人には、こういう建設的な思考は難しく、「目的に向かって物事を継続する」ということがなかなかできません。

そもそも人間というのは、同じ作業を続けることにストレスを感じるものです。アスペルガー人は、ただでさえストレスフルに生きているので、これ以上ストレスを受け付ける余力がありません。そのため、なにかを継続しようとしても、途中で挫折しやすいのです。

アスペの中でも、ＡＤＨＤの多動衝動性優位型を併発している人は特にそうです。多動衝動性優位型は、興味の対象が次々と移り、１カ所にじっとしていないのが特徴です。多動衝動性優位型のＡＤＨＤとアスペの両方をもっている人は珍しくありません。彼らは、目の前に来たものすべてに対して、あれが良い、これが良い、と反応して、パッパッと興味が移っていきます。

僕の友人にも、アスペルガーと多動衝動性優位型のＡＤＨＤを併発している人がいます。月曜はスポーツカーに夢中になっていたのに、金曜には「やっぱりハーレーが最高だよね」と言うような人です。飛びつくのも早いのですが、飽きるのも早すぎて笑ってしまいます。

趣味の範囲なら笑い話で済みますが、仕事や人生の目標を達成するためには、継続力がなければ話になりません。ですから、アスペルガー人の「ひとつのことを延々と続けられる」という長所のスイッチを入れて、うまく習慣付けることが重要です。

君が片付けられない理由

片付けというのは、脳の働きとしてはかなり高度な作業です。片付け上手の人は、始める前に片付いた部屋のイメージを頭の中に描きます。「コレとソレをあそこに片付けたら、これくらいスペースができるな。そうしたらアレを置いて……」と、シミュレーションができるわけです。

片付けられない人は、このシミュレーションができないので、成り行きに任せて片付け始めます。結局、どこになにを置いたらいいのかわからなくなり、収拾がつかなくなってしまいます。

アスペルガー人は基本的に、片付けが苦手です。美意識が高く、キレイ好きではあるのですが、前頭葉が委縮しているため、片付けのシミュレーションができないのです。

前頭葉にはさまざまな機能がありますが、片付けに関しては大きく2つ。脳全体の統制と、それに基づいたイメージの組み立てです。アスペルガー人は、前頭葉が委縮していて、かつ血流が悪いので、機能が十分に働きません。よって、部屋の全体像を把握しきれず、片付けたイメージを組み立てることが苦手なのです。

もうひとつ、前頭葉の機能不全として、意志力と継続力が働きづらいということもあります。自分の部屋が汚くても、生きていくのに支障はありません。キレイな部屋を維持するためには、ある程度の意志力と継続力が必要です。しかし、アスペルガー人にはそれがない。結果として、なかなか片付けに取り組むことができず、多少片付けたとしても、それを維持することができないのです。

ただし、アスペルガー人はやるとなったら徹底的にやらないと気が済まない性質。なにかの拍子にスイッチが入れば、一転して「片付け魔」に豹変します。真夜中に突然大掃除を始め、朝まで片付けに没頭したりするのです。

この大掃除の結果、スッキリした部屋の気持ちよさに気づき、「片付いていないと気持ち悪い」と感じるようになったらしめたもの。彼らは秩序と規則性を好むので、定期的に片付けることが習慣となり、完璧に片付いた部屋を維持できるようになります。これは意志の力というより、「片付け中毒」と呼んだほうが正確です。いずれにせよ、アスペの短所が長所に変わる良い例といえます。

君が働きたがらない理由

アスペルガーはニートになるか、ワーカホリックになるかの二択しかない、というお話を前にしました。正直に言えば、基本的にはニート気質であり、たまたまうまくスイッチが入るとワーカホリックになるという感じです。

なぜニートになりやすいのかというと、代謝が悪いので常に体がだるくて意欲的になれない、興味のないことにはまったくやる気を発揮できない、ストレス耐性がない、という症状をもっているためです。そして、働かないことに妙なプライドをもっているような傾向も見られます。

アスペルガー人の多くは哲学好きで、「人はなぜ生きるのか」「いかにして生きるべきか」などという哲学的なテーマについて考え続けます。すると、得てして現代の消費社会、資本主義社会に対して批判的になり、「働くことは悪だ」という結論に至ってしまいがちです。その論法は、こうです。

「企業が生産活動をしているということは、地球上に二酸化炭素をばら撒いているということだ。それでは地球温暖化になって作物が採れなくなり、生態系に大きなダメージを与え、地球環境が破壊される。会社が存続しても、地球環境が存続しなければ、人類は生き延びることができない。だから、働くことは人類や地球の命を高速で縮めていくことになる。自分はその一端を担いたくないので、働かないのだ！」

彼らはこのような屁理屈で理論武装し、偏った主張を展開します。それを都合の良い言い訳として何度も繰り返しているうちに、「働かないことが正しいのだ」と自分で自分に刷り込んでしまうのです。「働かないことが正しい」どころか、「働いたら負けだ」と言う人まで出てくる始末です。

実をいうと、これはかつてニートだった頃の僕そのものです。自分ではなにもしない怠け者のくせに、妙なプライドだけはあって、「みんなバカで、俺は優秀」「俺の思想を理解できないヤツと、なぜ働かなきゃいけないいんだ？」ぐらいに思っていました。

その裏には、自分を受け入れてくれない社会に対する鬱屈した感情があります。その鬱屈を歪んだ理想論に投影しているのです。

社会に受け入れられないと言いましたが、僕は高校時代になんと9回もバイトをクビになっているんです。今の仕事がなかったら、おそらく生活保護を受けるか、ホームレス生活を送っていたことでしょう。そのぐらい徹底した「社会不適合者」だったわけです。

コンビニでは、100個注文するはずの商品を、なぜか毎回2000個も発注。スーパーでは、店長の命令口調にキレて商品を投げつける。道路工事の現場では、車を正面衝突させそうに。牛丼店では、スピードにまったくついていけない。……こんな調子で、どのバイト先でもまったく仕事ができず、ことごとくクビを宣告されてしまったのです。

念のために言っておきますが、僕がこんなに仕事ができなかったのは、重度の「どアスペ」だったからです。隠れアスペなら、ここまでひどいことはありません。とにかくこんな感じで、「働かない」と言っていたものの、その実は「働けない」だったわけです。

君が「天然」といわれる理由

アスペルガー人の中でも、隠れアスペの人は「天然（ボケ）」といわれることがよくあります。例えばみんなで夜景の見える丘までドライブをしたとき。絶景ポイントで車を降り、みんなが「うわー、キレイ！」と歓声を上げている中、隠れアスペの人は「晩ごはん、餃子にしない？」なんて言ったりします。「……今、なぜここでそれを？」という発言や行動をして、周囲を固まらせます。タイミングが一般の人とずれているのです。

また、みんなが「Aが良い」と言っている中で、一人だけ「いや、Cが良いよ」ということもあります。基本的に変わり者なので、価値観や好みも独特なのです。

もうひとつ、「スキーマ」が歪んでいることも大きな特徴です。スキーマとは、さまざまな分野で「定義」や「概念」を意味する用語ですが、ここでは自動判断能力のことを指します。人間の日々の生活は、なにげない判断の連続です。例えば扉にドアノブが付いていれば「握って、回して、引っ張る」。引き手があれば「指をかけて、水平に動かす」。こう判断しながら開けていますが、いちいち考えていたら大変なので、判断が自動化されているのです。その自動化された判断内容がスキーマです。

ところが、アスペルガー人のスキーマは歪んでいて、誤った判断をしてしまいます。ドアノブが出っ張っているのに、水平に動かそうとして「あれ？　動かない」。これは、はたから見ると「天然」以外の何者でもありません。

困ったことに、スキーマが勝手に変わってしまうこともあります。自分は白い車に乗っているのに、突然「私の車は赤」とスキーマがすり替わる。駐車場で他人の赤い車を見つけて、「あった、あった」とキーを差し込んで、「あれ？　開かない」。ここまでくると、天然では済まされません。

一般の人でも、スキーマが固まっているために、ボケた行動をとることはあります。眼鏡を頭の上に乗せているのに、「あれ？　眼鏡、眼鏡……」と探し回るのは、「眼鏡は必ずここに置いてある」というスキーマが固まっているからです。あるいは、引っ越しをしたばかりのとき、うっかり以前と同じ方面の電車に乗ってしまう。これも前の住居のままスキーマが固まっているからです。

この程度なら誰にでもある話ですが、アスペルガー人のスキーマの歪みは度を越しています。それでも「隠れ」の人なら、定型発達に近いので、「天然なんだね」と笑って済まされるのです。

君の親子関係がうまくいかない理由

僕はこれまで700人以上のアスペルガーの方にヒアリングをしてきましたが、そのほとんどが、家庭になにかしらの問題を抱えていました。その背景には、専門医の大半の共通認識となっている「アスペルガーの約95％は遺伝による」という事実があります。つまり、アスペの方の親、もしくは祖父母の誰かは、やはりアスペなのです。

これまで述べてきたように、アスペルガー人は情緒が不安定で傷つきやすく、劣等感が強すぎるあまり、時として攻撃的になります。良いところもたくさんあるのですが、どこかしらクセもある。そんなアスペルガー人が家庭の中に複数いれば、もちろん衝突することも多くなるでしょう。

僕の生まれ育った家庭もひどいものでした。僕の家には両親と姉、父方の祖母がいましたが、この祖母というのが、女性には珍しい重度のアスペルガーだったのです。父は軽度のアスペでしたから、僕の「どアスペ」は、祖母から隔世遺伝したのでしょう。

母は定型発達でしたが、祖母からひどくいびられていて、僕が中2のとき、耐えきれず家を出ていきました。やがて姉が結婚して家を出て、祖母が介護施設に入所すると、父と2人きりに。僕はもともと父と折り合いが悪く、激しいケンカを繰り返していました。アスペ同士で似ているところがある分、お互いのやることなすことが気に入らなかったのです。

特に10代後半は、僕がスピリチュアルにどっぷりハマり、意味不明なことを言っていたので、父から見れば不気味で仕方なかったのだろうと思います。19歳のとき、「俺はおまえが理解できない。出ていってくれないか」と告げられ、僕は一人暮らしを始めました。

それ以来、親の顔を一度も見ていません。僕の例は極端かもしれませんが、アスペのマイナスの症状が強く表に出ている場合、家庭生活はなかなか円満にいかないものなのです。

いま思えば、重度の自閉症から突然「どアスペ」になって異常行動を繰り返す僕の世話に、母はすっかり疲れきっていたのだと思います。親子といえども、アスペのマイナス面は受け入れがたいものがあり、多くのアスペルガー人は親と、あるいは子どもとの関係に悩んでいるのです。

君の夫婦関係がうまくいかない理由

「家庭内でアスペ同士が衝突しやすい」というのは、夫婦関係にも当てはまります。実はアスペはアスペ同士で惹かれ合うという興味深い特徴があります。アスペにも「類は友を呼ぶ」法則が働くのか、アスペルガー人はアスペの人を伴侶に選ぶ確率が高いのです。ただ、どうしてもアスペのマイナスの症状が影響して、夫婦関係がうまくいかず、離婚してしまう場合も少なくありません。

アスペ夫婦は、子どものことで揉《も》めることも多いようです。子どももアスペである確率が高いのですが、我が子が発達障害であるという事実は、夫婦関係に影を落とします。

不思議なもので、男性は「あなたは発達障害ですよ」と言われたら受け入れるのに、「あなたのお子さんは発達障害ですよ」と言われるとなかなか受け入れられません。その点、女性は受け入れるのが早く、「障害があるなら、あるなりに育てよう」と、すぐに気持ちを切り替えます。しかし、夫はあくまで定型発達の子どもとして育てたがる。そこで夫婦の方針が衝突し、離婚に至るケースが多いのです。

実際、僕のもとへ子連れで来られる来談者は、シングルマザーが圧倒的に多い。そして、子どもの相談に来たものの、母親のほうも深刻なアスペだとわかり、親子でセッションを受けていただくこともよくあります。

君の精神疾患は、アスペルガーの二次障害かもしれない

その生きづらさから精神的に追い詰められ、アスペルガーの二次障害として精神疾患をわずらう人も珍しくありません。アスペ特有の症状が原因で中傷されたり、周りから孤立したり、仕事をクビになったりして、精神的に深いダメージを負ってしまうのです。アスペルガー人が併発する精神疾患は、うつ病、強迫性障害、ＰＴＳＤ、社会不安障害、睡眠障害、摂食障害、心身症、統合失調症などです。

ということは、こういった精神疾患の背後には、アスペルガーをはじめとする発達障害が隠れている可能性が大いにあるということでもあります。僕の考えでは、重度

の精神疾患のほとんどは、なんらかの発達障害に関係しています。もちろん、成育歴や仕事のストレスなど、環境から来る要因もありますが、長期的で繰り返し発症する精神疾患の場合は、9割以上が先天的な発達障害由来であると認識しています。

精神疾患に苦しんで僕のカウンセリングを受けに来た方には、精神疾患にかかるまでの経緯と子どもの頃の特徴を尋ねるようにしています。すると、その話の端々に、発達障害ならではの症状が出てくるのです。また、精神疾患の症状といわれるものは、発達障害の症状と非常に多く重なります。実際、重度の精神疾患は「遺伝的な脳の器質構造の問題」だと指摘する研究論文も多数あるのです。

にもかかわらず、精神科医のほとんどは、患者の精神疾患が発達障害の二次障害である可能性に思い至ることがありません。精神科の診断方法というのは、主に医師の経験や知識に頼っています。発達障害のことをよく知らない医師が、患者の発達障害を見抜けるはずもありません。仮に目の前の患者がアスペルガーだと気づいても、一般の精神科ではアスペルガーに提供できる治療法はありません。採算性を考えると、わざわざ時間をかけて診断テストを行い、精神疾患の患者をアスペだと診断するメリットがないのです。

精神疾患の根幹にアスペルガーの症状がある場合、投薬など一般の治療法だけでは根本的な解決には至りません。アスペルガーを改善しなければ、精神疾患のほうも根治することはなく、再発を繰り返してしまうのです。

君が「うつ状態」に陥りやすい理由

発達障害の二次障害として起こる精神疾患の中でも、特に隠れアスペの人がかかりやすいのが、うつ病です。同じアスペでも、統合失調症など、より重篤《じゅうとく》な精神疾患になるのは真性アスペです。「隠れ」は障害の度合いが弱い分、重い精神疾患になることはほとんどありません。

隠れアスペの人がうつ病になりやすい原因のひとつが、これまで何度も出てきたセロトニンシステムの機能不全です。セロトニンが不足するとやる気が出なくなり、うつ状態に陥りやすくなります。

アスペは先天的にセロトニンシステムの機能が弱いのですが、後天的にもセロトニン不足をうながす要因があります。ビタミンＢ群やアミノ酸、不飽和脂肪酸の欠乏と糖質の大量摂取によって、セロトニンシステムが後天的に機能不全に陥ることがあるのです。

アスペルガー人が糖質を摂りすぎるのは、ストレスが原因です。人は精神的苦痛を受けると、快楽をもたらす神経伝達物質エンドルフィンを無意識に求めます。エンドルフィンを手っ取り早く分泌させてくれるのが、糖質なのです。

確かに、ストレスがたまってイライラしているときには、甘い物を食べたくなりますよね。これは、脳がエンドルフィンを求めているからなのです。

アスペルガー人は、いつも過剰なストレスにさらされているため、常にエンドルフィンを求めています。だから、甘い物を食べすぎてしまう。甘い物をたくさん食べると、エンドルフィンが分泌され、快楽を感じます。いったんその快楽を知ってしまうと、また甘い物が食べたくなります。しかも、アスペの場合は前頭葉の機能がうまく働かないので、歯止めが利きません。こうして糖質中毒に陥っていくのです。

糖質中毒の人は、炭水化物ばかりを好んで摂るので、動物性食品をあまり摂らない傾向にあります。そのため、アスペルガー人はアミノ酸や不飽和脂肪酸、ビタミンB群が不足しがちになります。これは、セロトニン不足に拍車がかかることを意味します。

また、糖質を分解するときにビタミンB群とたんぱく質が消費されてしまい、消化酵素の産生量が減って、消化吸収能力が下がります。すると、ただでさえ乏しいビタミンB群とたんぱく質が糖質を分解するために使われ、さらには消化吸収されにくくなってしまうのです。こうして、先天的な要因によるセロトニン不足に加え、糖質中毒が拍車をかけ、隠れアスペをうつ病へと追い込んでいくのです。

厚生労働省によると、日本では約3〜7％の人が一生のうち一度はうつ病を発症するということです。そのすべてとは言いませんが、かなりの確率で、隠れアスペが関わっていると思われます。

しかし、隠れアスペというフレームも、アスペの改善法も、まだほとんど知られていません。うつ病が国民病といえるまでに深刻化した現在、アスペの改善は国として取り組むべき喫緊《きっきん》の課題といえるのではないでしょうか。

君の体が弱い理由

アスペルガー人は、基本的に体が弱く、常にどこかに体調不良を抱えています。その大きな要因のひとつは、先に登場した「糖質中毒」です。糖質を摂りすぎると、代謝の低下、消化力の低下、睡眠不足、栄養不足、自律神経の乱れなど、実に多くの問題が現れます。これらの問題は、多くの不調を引き起こします。わけもなくだるい。疲れやすい。頭痛や肩凝り、腰痛。アレルギーになりやすい。胃腸が弱る。女性なら婦人科系のトラブルが増える。アスペルガー人は常に不定愁訴に苦しめられています。

なかでも、基礎代謝の異常な低さは問題です。基礎代謝とは、じっとしているだけでも呼吸や体温調整、発汗など、生命維持活動に使われるエネルギーです。この基礎代謝が低いと、太りやすい体質になり、生活習慣病のリスクが高くなってしまいます。また、精神面では倦怠感やイライラ、不安感につながります。

糖質中毒のアスペルガー人は、基礎代謝を上げるために必要な栄養素を十分に摂取できていないことが多い。基礎代謝を上げるために必要なのは、ビタミンB群やたんぱく質。仮にこれらの栄養を摂っていたとしても、糖質を摂りすぎていると、それを消化するためにビタミンB群やたんぱく質が消費されてしまいます。

基礎代謝を上げるためには、運動をして筋肉をつけることが有効です。しかし、アスペルガー人はセロトニン不足でやる気が出にくく、体も常にだるいので、ダラダラと寝っ転がって運動不足になりがちです。

そもそも、アスペには「体癖《たいへき》」がおかしいという特徴があります。体が斜めに傾いていたり、体の一部がこわばっていたり、動きがどこか不自然だったりするのです。

それは、アスペルガー人の多くが小脳に障害を抱えているためだと考えられます。体癖がおかしいと、筋肉の異常な凝りや骨格の歪みが起こります。体の歪みによって血流が悪くなると、基礎代謝の低下に拍車がかかってしまいます。

アスペルガーには、まだまだ多くの肉体面での問題があります。僕は、それらに対して、食習慣の是正、栄養補給、体癖の是正、生活リズムの改善といった物理的で科学的な方法を指導します。アスペの方々の一番の悩みである精神面の問題――情緒不安定、劣等感、恐怖心など――は、実は肉体改造によってほとんどが改善できるのです。アスペルガーというのは、「心の問題」ではなく、脳の器質的障害に端を発する「体の問題」なのですから。

そのため、まずは徹底的に肉体改造を行います。認知行動療法など、精神面へのアプローチは、その後です。その具体的方法については、次章でお話ししましょう。

［第4章］

君の「隠れアスペ」は必ず克服できる！

隠れアスペの9割が改善！吉濱セッションの概要

いよいよここから、僕が行っているアスペルガー改善セッションについて紹介していきます。セッションは、僕のオフィスのセッションルームで行います。セッションが始まったら、まず最初に現在の症状、これまでの症状、生活環境、支援者の有無などを詳しくお聞きします。お聞きした内容に基づいて、具体的な目標を決めていきます。そして、達成を阻害する要素を洗い出し、それを解消するための方法を明確化して、目標達成までのプランを作成します。そのプランを提示し、セッションを継続するかどうか、ご自身で判断していただきます。

セッションがスタートしたら、3〜4週間に一度、オフィスに来てもらいます。そこで80分間のセッションを行い、あとは次のセッションの日まで本人が自分でトレーニングをしていきます。本当はもっと頻繁にセッションをしたいところなのですが、継続セッションの方が多く、僕のスケジュールが空かないので、1人あたり3〜4週間に一度くらいが限度なのです。

自分だけでトレーニングを継続するのは難しいものですが、ちょうどサボりたくなる頃に、次のセッションの日がやって来ます。２回目以降のセッションでは、前回からの経過を確認し、また次のセッションまでの新たな課題を出します。

これを繰り返して、早い人だと数カ月、遅い人でも数年で目標を達成し、晴れて卒業となります。症状の強さや種類、本人の頑張りや周囲のサポート状況などによって、成果の出るスピードは変わります。

基本的には若い人のほうが早く結果が出ますが、何歳から始めても、成果が出ないということはありません。僕のセッションは、脳内の神経系の機能を再構築していく作業ともいえます。脳の機能は筋肉のようなもので、トレーニングすれば、何歳であっても再生します。若いほうが筋肉がつきやすいのと同じで、若いほうが神経系が入れ替わるのが早いことは事実です。しかし、ご年配の方でも、序章で紹介したＥさんのように、熱心に課題に取り組めば、早く目標を達成することができます。

一人一人の指導に時間がかかるので、あまり多くの来談者を抱えることはできません。これまでに指導した発達障害の方は、延べ７００人超。うち隠れアスペの方は約

6割です。そして、隠れアスペの9割近くが、症状の6〜8割を大幅に改善させています。これはひとえに、皆さんの努力あってのものです。皆さんがこれだけの結果を出しているという事実を、とても誇らしく思っています。

セッションのゴールは、就職するまで

僕のセッションには、2つの柱があります。1つ目の柱は「発達障害のマイナスの症状を減らす」こと。2つ目の柱は「職業に直結する才能の自覚を促し、進展・活用させる」ことです。

アスペルガー人が人生に挫折する原因は、情緒が安定しないことと、当たり前のことが当たり前にできないなどのマイナスの症状によって仕事に適応できないこと。この2つに収れんされます。

仮に無職のアスペルガー人が、症状を大幅に改善できたとしても、無条件に仕事ができるわけではありません。自分に合った仕事を選ばなければ、マイナスの症状が刺激されて長続きしないことが多いのです。せっかく時間と労力をかけて症状を改善し

たのに無職に逆戻りでは、あまりにももったいない。

そこで僕は、症状が著しく改善してきたタイミングで、就職支援を行うことにしています。本人の才能を見いだし、仕事に活用できる方向に伸ばし、それを生かして就職できるように訓練するのです。就職活動となると、「とにかくなんでもいいから仕事が欲しい」と焦ってしまいがちですが、これが一番良くない。合わない職は続きません。才能も適職も、必ずあります。これを見つけることが、職探しの前の大切な作業なのです。

また、もともと仕事がある人には、職場で活躍できるよう、ロールプレイングなどのトレーニングを施します。そうして無事に就職するまで、もしくは仕事が軌道に乗るまでを見届けて、吉濱セッションは終了となります。

僕が来談者の就職を重視しているのは、自分が4年間ニートで、経済的な不安に脅かされた経験があるからです。19歳で家を出たとき、僕には300万円の貯金があったものの（僕の整体の施術に感激したお金持ちにいただいた）、4年後には底をついてきました。僕は高校時代に9回もバイトをクビになったほどの社会不適合者。普通の仕事が務まるとは、とうてい思えません。この先どうやって生きていけばいいのだろう……？　不安と恐怖で頭がいっぱいになり、パニックを起こすこともありました。

体調不良があまりにひどく、全面的に生活習慣を切り替えたのは、ちょうどその頃。第1章でお話ししたように、科学的な体質改善法を片っ端から試したわけです。すると、長年の体調不良が嘘のように改善し、アスペ特有の症状がみるみる軽減していきました。これには本当に感激しました。まるで生まれ変わったかのように、心も体も軽やかなのです。そして僕は、「これを発達障害の人たちに伝えよう。僕のように苦しんできた人を助ける仕事がしたい！」と心から思いました。

そうと決めたら、「どアスペ」の独壇場です。怠け者のニートからワーカホリックに180度転換し、発達障害専門のセラピストとして、睡眠以外、ほぼすべての時間を仕事に費やすようになりました。あれから10年。僕は相変わらずワーカホリックで、たくさんの仕事をいただき充実した日々を送っています。

アスペルガー人は経済的に不安があると気が狂いそうになるほど気持ちが追い詰められていきます。人間の本質は怠け者ですから、なんらかの強制力が働かなければ、ダラダラした生活になってしまいます。アスペルガーは特にそうなりやすいので、仕事をして人間らしく健全な生活を確保するべきです。そうしなければ、心身が不安定になり、アスペの症状が悪いほうへ逆戻りしてしまいかねません。だから、「環境圧力」として仕事を利用するべきなのです（「環境圧力」は、物事をやり遂げるための強力なツールです。重要な内容なので、あとで詳しく説明します）。

こういった理由から、僕は来談者が就職するまで見届けることにしているのです。最初にそれを説明して、就職するまでの覚悟をもてるかどうか、よく考えてもらいます。そして、覚悟ができてからセッションを開始するようにしています。

僕のセッションを受けた方は、隠れアスペに限れば、9割近くが無事に就職を果たして卒業していきます。「隠れ」の方は、特に才能にあふれているので、優秀なビジネスパーソンに変貌を遂げた方も少なくありません。

まずは「知識詰め」になろう

セッションを始めるにあたって、まず本人に「知識詰め」になってもらいます。アスペルガーについての知識を徹底的に頭に叩き込むということです。知識をもつことは、アスペの生きづらさを軽減することにも、またセッションの効果を上げることにも、極めて重要な役割を果たします。

人間にとって、「未知」とは「恐怖」と同義です。アスペルガー人は、周りと同じようにできない自分に戸惑うことが多く、周囲の人とはあまりに違う正体不明の自分に恐怖を感じています。

知識をもってさえいれば、「アスペだったのか」とわかり、納得できます。それで症状が軽くなるわけではありませんが、まずは恐怖心から解放され、楽になることが大切です。同時に、アスペのプラスの症状を知れば、将来への展望が開けます。

もうひとつ、知識を得ることは、アスペの異常行動を正すことにもつながります。

アスペの人は、自分の行いが絶対的に正しいと思い込んでいるところがあります。例えば職場で「社長、それは間違ってます。考えが甘いんですよ」とあまりに率直な意見を言ってしまう。女性に対して「君さあ、顔はイマイチなんだけど、胸は大きいから、まあまあだよね」と失礼なことを言ってしまう。普通だったらあり得ない発言ですが、アスペルガー人は、「本当のことを言ってあげたほうが相手のためになる」と思い込んでいるので、正しい行いをしたとしか認識していません。自分が率直に意見されたら激怒するくせに、人にはズケズケと本音で話してしまうのです。

あるいは、単なる仲間内の飲み会で、5分遅れてきた人に「遅刻するなよ！」と怒鳴りつける。明らかにやりすぎですが、アスペルガー人としては、「時間はきっちり守ったほうが効率的だから、遅れるのは悪だ！」と思っているので、何がおかしいのかわかりません。

知識がないまま、人から「それ、直したほうがいいよ」と言われても、アスペルガー人は聞く耳をもちません。しかし、それらがアスペの症状だとわかれば、「自分は異常だったんだ」と気づくことができます。そこで初めて「直さなくちゃ」と思うようになるのです。

まずは自らの症状を認め、「アスペルガー」というフレームで自分を見られるようになることが、セッションを行う上での大前提です。ローカーボも、サプリメントの摂取も、自分の障害への理解がなければ、なぜ行わなければならないのか、芯から納得することができません。病気と診断されなければ治療を受ける気にならないのと一緒で、障害であることがわからなければ、これからやるべき改善法を受け入れることはできないのです。

心や感情の問題は、肉体の強化で改善する

僕はセッションをする際、来談者に次の４つを禁止事項としてお伝えします。

- **感性を磨いてはいけない**
- **霊力を鍛えてはいけない**
- **体の感覚に従ってはいけない**
- **瞑想をしてはいけない**

アスペルガー人は哲学や精神世界が大好きで、放っておくとスピリチュアルにハマッてしまいがちです。この宇宙のどこかに存在する偉大なる何者かの声を聞くために、あるいは幼い頃の自分と出会うために、自分の「感性」や「霊力」を磨きたがります。自分の「体の感覚」を信じ、体の声に耳を澄ますために、「瞑想」をします。僕にも、このようなスピリチュアルにハマッてかえって問題をこじらせた過去があるだけに、今はそれらを「扱わない」と自分を戒めています。アスペは興味の対象が限局されて

いて、何かにハマるとそれ以外のものがどうでもよくなってしまう傾向があります。なので、来談者の方々がセッションに集中するためには、いったんスピリチュアルを忘れていただく必要があるのです。

あらためて言いますが、精神論やスピリチュアルでアスペの「心の問題」が改善することは、一切ありません。それよりも、科学的データに基づいた「肉体改造」を実践することが先決です。

食事をローカーボに切り替える。サプリメントを摂取する。運動をする。こういった生理学的アプローチなら、具体的でわかりやすく、誰でも取り組むことができます。心と体はつながっています。アスペルガーの心の問題は、体の異常が引き起こしているのですから、体を変えることで、当然、心も変わります。それはもう、面白いぐらい劇的に変わるのです。

ただし、アスペルガー人が大好きなスピリチュアルと違い、「肉体改造」はモチベーションを維持するのが大変です。そこで、「環境圧力」を取り入れる必要が出てくるのです。

「環境圧力」を設定する

僕のセッションは、はっきり言って甘くありません。前回までの課題ができていたかをチェックして、もしサボっていたら、淡々と、かつしつこく来談者を追い詰めます。

「なぜできなかったんですか？」

「すみません……」

「いや、すみませんじゃなくて。なぜできなかったんですか？」

「えーと、次はちゃんとします」

「なぜか、と聞いているんです。なぜですか？」

「……」

こんなことを言うのは僕がドSだからではなく、あえて恐怖という「環境圧力」を設定するためです。環境圧力とは、やらなければならない状況に人を追い込む、強制力のこと。アスペルガー人にとって、いやすべての人間にとって、恐怖心というのは最大の強制力となります。僕だって、本当は来談者に嫌われそうなことを言いたくないんです。でも、その方の改善のために心を鬼にしてやっているのだということを、ひと言、言い訳しておきます。

あるときは、部屋をなかなか片付けない来談者に、散らかった部屋の写真をメールで送ってもらい、こう宣告しました。「10日間で部屋を片付けなかったら、この写真をブログにアップします」。自分の部屋の汚さが晒《さら》されるという恐怖のあまり、その人は必死で片付けをしました。これが「環境圧力」の力です。

僕のセッションをスタートすると、生活全般にさまざまなルールが課せられていきます。毎日決まった時間に起きて、決まった運動をし、栄養学的に必要な決まった食事を摂らなければなりません。ダラダラと好きなだけ寝て、好きなだけ食べていたニートのアスペルガー人にとっては、けっこうな苦行といえます。

そうでなくても、人間は本来怠け者ですから、なかなかやる気が持続しません。だからこの際、軽い恐怖心を用いてでも、強制的な圧力をかけて行動を促す必要があるのです。「SNSで目標を宣言させる」「できなかったら罰金を払う」などとルールを作るのも、効果的な環境圧力です。

カウンセラーというのは、接客業の一種かもしれませんが、来談者をお客様扱いしてはいけないのです。カウンセラーの仕事は、お客様にいい気分になってもらうことではなく、来談者の人生が向上するためのお手伝いをすることです。そのために、時には上から目線で厳しく接したり、ちょっと突き放したりして「怖い」と思わせることも必要になります。僕の来談者は、次のセッションで僕に怒られる（正確にいえば、淡々と無表情で追及される）のが怖いから、イヤでも「ちゃんと課題をやっていこう」となるわけです。

環境圧力という考え方は、現在、犯罪心理学にも盛んに用いられています。犯罪を起こすのは、犯罪者の人格的な問題だけではなく、「その人が置かれていた環境」も大きな要因になっているというものです。実際、犯罪発生率の高い町で、壁の落書きをキレイに消したら、犯罪発生率が下がったというデータがあります。人間の行動は、それほど環境の影響を受けているのです。

子どもには「勉強の仕方」を教える

アスペルガーの子どもの場合、まだ自己管理はできないので、生活管理からトレーニングまで、すべて親御さんにやっていただく必要があります。ですからセッションでは、子どもに対する接し方、食事の摂らせ方、他の子どもとの遊び方、ロールプレイのやり方などを親御さんにみっちり教えます。

また、子どもの場合は「勉強の仕方を覚える」ことが大きな柱となります。学校という社会では、「勉強ができること」がそのまま自信につながるからです。それは「条件付き」の自信にすぎませんが、アスペの子が無条件の自信をつけていくために、まずは条件付きの自信でもいいから身につけたほうがいい。小中学生のうちは、学校の成績の良し悪しが精神状態に大きく影響します。成績が悪いと、劣等感がますます強くなり、学校に行くのがイヤになってしまうこともあります。

アスペの子どもは、基本的にＩＱは高いのですが、興味のある科目以外はまったく勉強しません。例えば計算ドリルは延々とやっていられるけれど、漢字ドリルは１問もやる気にならない。結果として、できる教科とできない教科の差が激しくなります。また、耳で聴いたことを理解するのが苦手なので、授業中に先生がなにを言っているのかわからない。そのため、頭が良いわりに成績が悪いということも起こります。

そんなアスペの子どもが効率的に、かつそれほど苦労なく勉強できる方法を、僕は提案しています。例えば宿題をやった日はマス目にシールを貼るというルール。シールが10個たまったら、好きなビー玉をもらえる。宿題をやらなかったら、お菓子やテレビゲームをとり上げられる。こういったアメとムチをとり入れると、それだけでもやる気を出すようになります。

また、1問ドリルを解くごとに、母親が子どもをべた褒めすると、その子の脳には「問題を解けば、褒めてもらえる」と刷り込まれます。すると、今までイヤだった宿題も、褒められたいがためにやる気になってきます。

実践的な勉強法として、ごく一般的な記憶術も教えます。アスペはもともと記憶力が良いのですが、記憶術を使えば、さらに7〜8倍に能力が高まります。記憶力が上がれば、テストの成績が良くなるだけでなく、創造力も豊かになります。第2章で「知識があれば、それだけで社会を生き抜く力になる」と述べましたが、まさに知識は記憶の賜物です。

経済的に余裕があれば、子ども向けの学習能力開発塾などを紹介して、通ってもらうこともあります。教育のプロが、その子にとって最適な学習プログラムを組んで、学校の勉強よりはるかに効率的な勉強の仕方を教えてくれます。

僕が「勉強、勉強」というのは、アスペの子どもは、できれば学校に通ったほうがいい、学校に居場所があったほうがいいと思うからです。学校に行かない場合は、親がよほどしっかり管理しなければ危険です。フリースクールに任せっきりで、自由にのびのびと過ごさせていたら、まったく手のつけられない獣のような子になってしまったという例も少なくありません。

アスペを含む発達障害の子どもに「自由」や「のびのび」は禁句です。親なり、専門の教育機関なりが強制力をもって学習させなければ、社会に適合できる大人になれません。本来は頭の良い子が、教育が間違っていたせいで社会不適合者に育ってしまうのは、残念すぎます。フリースクールのすべてが悪いわけではありませんが、学校に通わせられないのであれば、学校に匹敵する強制力を与える方法を考えていきましょう。

僕のセッションが効かない人たち

先に、「隠れアスペの9割近くが劇的に症状を改善させている」と述べました。

しかし、アスペ全般でいうと、改善が極めて困難な人たちが3割くらいいたのも事実です。

あまりにも症状が重すぎる人や、アスペルガーでも知的障害が入っている人は、周りのサポートが得られなければ、セッションを続けること自体が困難です。金銭的に困窮している人も同様です。必要なサプリメントが買えなかったり、ローカーボができなかったり（ローカーボ食は動物性食品が中心なので、コストがかかります）すると、成果が出なくて挫折してしまいます。

また、アスペに加えて強い多動衝動性優位型のADHDをもっている人は、意志力と継続力、自己管理能力が極端に弱い傾向にあります。こういう人は、興味の対象がコロコロ変わるので、周りが監視して強制的にやらせなくては、課題を続けることができません。そういう周囲のサポートがなければ、僕一人の力で改善させることは極めて困難です。

そして、前章で紹介した「困ったアスペ」の人も改善が難しい。自分から僕のセッションを求めてきたのに、やたらと反抗する人です。「ローカーボには問題があって……」とか、「サプリメントは添加物が……」などと、やらないための言い訳ばかりしているので、成果が出ることはありません。

僕は最初に、来談者にプログラムの全体像をお伝えして、「やりますか、やりませんか？」とお聞きしています。そこで「やる」と言ったからには、僕のやり方に絶対服従することを約束していただきます。「服従」という言葉は悪いですが、それくらいの強制力がなければ、環境圧力が働かず、「アスペを克服する」という大きな目標を達成できないのです。ですから、僕の言うことを聞けない「困ったアスペ」の人には、こちらからお引き取り願っています。

改善が困難な来談者が約3割と言いましたが、そのうちの半数の方は、残念ながらこうしてお引き取りいただいています。残りの皆さんは、平均の倍以上の時間がかかるものの、その人なりの努力を積み重ね、なんとか無事に卒業していきます。

セッション前にやるべきこと

僕のもとへは、発達障害かどうかで悩む方がよく来られます。そこで、まずは発達障害か定型発達か、発達障害ならアスペルガーかＡＤＨＤか、あるいは両方か。アスペルガーなら真性アスペか隠れアスペか……というように、障害の種類と程度を見極めます。継続的にセッションを受けると本人が決めたら、正確を期すために、僕が紹介する医療機関で診断テストを受けていただきます。アスペルガー診断テスト、成人向け知能検査のＷＡＩＳ－Ⅲや田中ビネーⅤ、児童向けのＷＩＳＣ－Ⅲ、幼児向けのＷＰＳＩなどです。

続いて、やはり医療機関で身体の状態を調べてきていただきます。セロトニン、ドーパミン、ノルアドレナリンなど神経伝達物質の血液濃度や、栄養状態を確認するための血液検査。ヒューマンカロリーメーターによる基礎代謝量の検査。糖代謝や脳の血流状態の検査など、さまざまな身体上のデータをとります。食事療法や栄養管理を行う上で、正確なデータが必要となるからです。

最近は、「遅発性アレルギー」の検査もしてもらいます。遅発性アレルギーとは、長期間にわたる食物摂取により徐々に進行するアレルギーのこと。皆さんがよく知っている花粉症などは急性アレルギーで、花粉に接触するとすぐ症状が出ます。しかし、遅発性アレルギーは同じ物を食べ続けることでじわじわと症状が出てくるのです。ローカーボの食事療法では、同じ種類の動物性食品を摂ることが多いので、遅発性アレルギーについて知っておく必要があります。

本人の状態が把握できたところで、セッション内容を決めていきます。僕のセッションは、だいたい次の順番で進んでいきます。

1 肉体強化

2 行動の是正(行動療法)

3 思考の是正(認知療法)

4 環境設定

5 才能の進展と活用

まず肉体を強化して、心身ともに楽になったところで、行動や思考を正していきます。同時に、本人にとって結果を出しやすい環境を設定します。来談者個々の状態や症状の特性を考慮して、内容や順番などをオーダーメイドでプログラミングします。

目標達成までの全体像が見えたところで、さっそく肉体強化を始めます。その中心となるのが、「ローカーボ」です。

「ローカーボ」は肉体改造のカギ

先ほどから何度も名前が登場している「ローカーボ」。これは僕のセッションにおける「肉体改造」のカギとなる食事法で、炭水化物を極力控えるというものです。炭水化物は糖質と食物繊維で構成されており、ローカーボは「断糖食」「低糖質食」なども呼ばれます。

もともとは糖尿病や肥満症の治療に用いられていた食事療法ですが、高血圧や高脂血症、動脈硬化といった生活習慣病、リウマチや自律神経失調症をはじめ、なんとガンにまで有益であることがわかってきました。

糖質は、お米やパン、麺類、いも類、そして砂糖や果物などの甘い物に豊富に含まれています。これらをカットする代わりに、たんぱく質と脂質を摂ってエネルギー源とするのがローカーボ食です。たんぱく質は、肉や魚、卵、大豆製品に豊富ですが、特に良質なのは肉類。なかでも羊が一番お勧めで、次いで鶏、豚、牛の順です。

巷《ちまた》では「低炭水化物ダイエット」が根強い人気ですが、こちらはともすると野菜中心に偏る傾向があります。しかし、糖質を減らすなら、その分のエネルギーをたんぱく質と脂質で摂らなければなりません。野菜中心の低炭水化物ダイエットでは、エネルギー不足に陥ってしまいます。

なぜ糖質をカットするのかというと、糖質が体に悪さをするからです。

糖質は、消化される際にビタミンB群やたんぱく質など、必要な栄養素を大量に消費してしまいます。また、糖質を摂取すると血糖値が上がります。血糖値が上がると、それを抑えるためにインスリンが分泌されます。このインスリンは老化ホルモンと呼ばれ、肝臓や腎臓の働きを低下させてしまいます。

アスペルガー人にとっては、特に深刻です。糖質を摂りすぎると、セロトニンシステムが機能不全を起こし、セロトニン不足になります。すると、やる気が出なくなり、体がだるく、情緒も安定しなくなる。すなわち、アスペ特有のマイナスの症状が後押しされてしまいます。

しかも、糖質には中毒性があるのです。タバコのように、摂り始めると次々と欲しくなる。甘い物が食べたくて仕方なくなるのは、糖質中毒になっているからです。

実際、僕も糖質中毒だった頃、慢性疲労と不眠に何年も悩まされていました。中学2年から20代前半まで、僕はほとんど甘い物しか食べず、しまいには白砂糖をどんぶりで食べるほどの重度の糖質中毒に陥っていました。低血糖のため常に空腹状態で、いつもイライラしていて体はだるい。気分のいい日なんて1日たりともありませんでした。

ところが、ローカーボを始めたら、わずか1カ月で劇的に体調が良くなったのです。日中の強烈な眠気とだるさがなくなり、体は嘘のように軽い。気分の浮き沈みも大幅になくなりました。僕は糖質の弊害に、身をもって気づいたのです。

現在、僕は1日か2日に1食、鮭缶を食べるだけ。あとはサプリメントや良質なオイル、プロテインなどで栄養補給をします。会食するとき以外は、糖質を摂りません。あれほど大好きだった甘い物も、今は特に欲しいと思わなくなりました。血糖値が安定しているので、だるくなったり眠くなったりすることもなく、すこぶる快調です。

僕の食事は極端すぎて、ある意味間違っているのでまねをしないでほしいのですが、来談者の皆さんは、それぞれ工夫して多彩なローカーボメニューに取り組んでいます。経済的に肉類を大量に購入できない人は、卵や豆腐でたんぱく質を補って続けています。

きちんとしたローカーボを続けていれば、肉体的には4日、精神的にも2週間あれば、だいたい皆さん糖質依存から離脱できます。「ご飯を食べないなんて、無理！」と言っていた人も、実際にやめてみると、数日で「ご飯が欲しくなくなった」と言います。自分が糖質中毒だったことに、そこで初めて気づくのです。

アスペはパンを食べてはいけない？

炭水化物の中でも、小麦粉には特に大きな弊害があります。正確にいえば、小麦粉に含まれるたんぱく質であるグルテンが問題です。グルテンは、グルテニンとグリアジンという2つのたんぱく質から構成されており、この2つが腸内に入ると、カンジダ菌やクロストリジウム－ディフィシルといった悪玉菌が大増殖して、善玉菌が大幅に減少します。それにより、腸内で産出されるセロトニンの量が減って情緒不安定につながるという話は、前にもしましたね。

さらに問題なのは、「リーキーガット症候群」のリスクがあるということです。グリアジンやグルテニンは、腸内で上皮細胞にくっついて、腸壁に分子レベルの穴を空けてしまいます。この穴から、腸内で大増殖した悪玉菌や排泄物の毒素、未消化のたんぱく質などが漏れ出し、血流に乗って全身を巡ってしまいます。それによって免疫が下がり、代謝異常が起こり、アトピー性皮膚炎や喘息、過敏性腸症候群、アレルギー症状などが起こる。これがリーキーガット症候群です。

また、グルテニンやグリアジンは未消化のたんぱく質になりやすく、その一部が脳内に到達するとオピオイド受容体と結びついて麻薬のような働きをします。結果、頭がボーッとなり、神経伝達が乱れ、精神的にも肉体的にも不安定になってしまいます。牛乳のカゼインというたんぱく質にも同じ弊害があり、だから「パンと牛乳はやめたほうがいい」という話があるくらいです。

パンや麺類が好きな人にとっては、ショッキングな情報だったでしょうか。セロトニンが十分に産出されていて、アレルギー症状もない人ならそれほど影響はないのですが、アスペルガーは違います。もともと情緒不安定や体調不良に陥りやすい性質なので、小麦粉の悪影響が極めて大きく出てしまいます。アスペルガーには、マイナスの症状を助長する小麦粉、ひいては糖質を排除する食事がベストなのです。

「間違ったローカーボ」に要注意

最近、一般の人の間でもローカーボが流行しつつありますが、なんの知識もないままにいきなり糖質を抜くのは危険です。血糖値が乱高下するようになり、不整脈や心筋梗塞の危険性が増します。やがて低血糖になると、慢性的な疲労感や抑うつ症状が現れます。また、副腎皮質が無理やり血糖値を上げるために酷使されるので、「ホルモンの源」と呼ばれるデヒドロエピアンドロステロンの分泌が阻害され、老化を促進してしまいます。女性の場合は、生理が止まる可能性があります。このままローカーボ人気が高まると、こういった問題から病気になる人が増えるのではないか、と僕は危惧《きぐ》しています。

いま挙げたような問題は、消化力がしっかりしていて、なおかつ肉類や油脂をしっかり摂っていれば起こり得ません。「ローカーボを始めたら調子が悪くなった」という人は、「ヘルシーだから」といって野菜ばかり食べているのだと考えられます。糖質をカットした分、たんぱく質と脂質を多く摂らなければ、エネルギー不足とコレステロール不足に陥ってしまいます。

とはいうものの、いきなり肉中心の食事に切り替えると、消化力が追いつかず、胃腸に負担がかかってしまいます。また、どうしても同じ動物性食品を摂り続けることになりやすく、遅発性アレルギーの危険性も出てきます。しかし、こういう諸々の注意点を考慮して、専門家の指導のもと、徐々に体を慣らしながら取り組めば、なんの問題もありません。「ローカーボは危険だ」と批判するアンチの人たちは、これらの事実を知らないのでしょう。

来談者がローカーボを始める際は、まず1日1食を糖質抜きにして、体を慣らしてもらいます。主食を摂る場合は、パンよりご飯がベター。野菜、肉の順に食べて、最後にご飯を食べます。これだけでも血糖値の上がり方が緩やかになり、糖質の弊害を和らげることができます。問題がなければ、1日2食、3食とローカーボ食を増やし、糖質抜きの生活を目指します。

たんぱく質の量を徐々に増やしていくと、消化能力は次第に向上していきます。また、ローカーボを続けていると、「糖新生」といって、たんぱく質が肝臓内でグリコーゲンという糖の一種に変えられ、貯蔵されるようになります。さらにたんぱく質中心の食事を続ければ、この変換システムが活発化し、グリコーゲンが蓄積され、必要に応じて補給されるようになります。これで糖質がなくても、低血糖や空腹感に悩まされることがなくなるわけです。

ローカーボに対する反論で一番多いのは、「脳のエネルギー源はブドウ糖だけだから、糖質をカットしてはいけない」というものです。しかし、「ブドウ糖だけ」というのは間違いです。脂質の代謝物である「脂肪酸」は、全身のエネルギー源であり、肝臓で分解する過程でケトン体という物質を産み出します。脂肪酸は分子量が大きいので血液脳関門（脳へ運ばれる血液中の異物をブロックする関所）を通過できないのですが、ケトン体は通過できます。よって、ケトン体はブドウ糖と同様に脳のエネルギー源になるのです。

このため、ローカーボを実践するなら、油脂をしっかり摂ることも推奨します。サラダ油やマーガリンといった質の悪い油脂ではなく、オメガ３（青魚の脂やえごま油など）、オメガ９（オリーブオイルなど）といった健康的な油脂を摂るようにしてください。僕は鮭缶にオリーブオイルをかけたり、えごま油をそのまま食べたり、魚の脂から作られたサプリメントを摂ったりしています。腸内には油脂の吸収を調節する機能があるので、多めに摂取しても問題ありません。

アメリカの糖尿病学会は、「糖尿病予防のために重要なのはカロリー制限ではなく、炭水化物を減らすこと。脂質制限は一切必要ない」と発表しています。「アブラ＝不健康」というイメージがありますが、良質な脂質はむしろ摂ったほうがよく、控えるべきは糖質なのです。

サプリメントを摂取する

アスペルガー改善のためには、ローカーボに加えて、サプリメントを摂取することも重要です。なぜなら、アスペには代謝や消化の機能上、どうしても不足する栄養素があり、それが症状を悪化させているからです。代謝や消化の機能障害を補うためには、ちょっとやそっとの量では足りません。一定期間、集中的に大量摂取しなければ、効果が出ないのです。「ある一定量を超える栄養素を補給して初めて現れる効果」のことを、分子栄養学の用語で「ドーズ・レスポンス」といいます。僕のセッションでは、このドーズ・レスポンス効果を狙ってサプリメントの大量摂取を勧めています。

アスペ改善のために必要なのは、ビタミンB群、亜鉛、オメガ3、たんぱく質など。

加えて、これらを効率よく消化吸収するために消化酵素を摂ります。

僕は、個々人の血液検査のデータに基づき、摂取するサプリメントの種類と量を指示します。例えば「ビタミンAを3カ月間、毎日3万マイクログラム摂り、その後は1日1万マイクログラムに減らす」というように。18歳以上の日本人男女の1日の耐容上限量が２７００マイクログラムであることを考えると（レチノール活性当量。『日本人の食事摂取基準２０１５年版』より）、「そんなに摂って大丈夫？」と思われるかもしれません。

確かに、栄養素によっては過剰症がありますが、日本の耐容上限量と、本当に過剰症になる数値との間には大きな隔たりがあります。仮に１００を超えたら過剰だとすれば、90まで摂ってもいいわけですが、日本の上限値はせいぜい3か4くらい、という感じです。日本の基準に従っていると、ドーズ・レスポンス効果は絶対に得られません。それでは、サプリを摂る意味がまったくないのです。

ドーズ・レスポンス効果を得るためには、日本製のサプリメントでは含有量が少なすぎて間に合いません。僕はいつも、自分の分は個人輸入代行業者からアメリカ製のサプリメントを購入しています。選び方のポイントは、次のとおりです。

・1粒あたりの栄養含有量が多い
・添加物が少ない（添加物ゼロは難しいので、なるべく少ないものを）
・天然原料で作られている（ビタミンCならローズヒップ、EPAなら魚の脂など）
・吸収率が高い（亜鉛ならグルコン酸型、鉄ならヘム鉄など）

また、こまめに摂るのが難しい場合は、長い時間をかけて吸収されるタイムリリース方式のものを選ぶとよいでしょう。輸入もので天然原料のサプリメントは高価だと思われがちですが、栄養素の含有量に換算すると、日本製よりもお得です。1粒あたりの含有量が、一般的な日本製品の10倍以上あるものも少なくありません。また、アメリカ製は1瓶あたりの量も多いので、結果的に日本製より安上がりになります。

僕は、最初にビタミンB群のサプリメントを摂取してみるみる体調が良くなり、情緒が安定することに驚きました。アスペルガー人の心身の不調には、栄養補給という単純な方法が如実に効果を発揮するのです。

ただ、個々人の体質や持病によっては適さないサプリメントがあるかもしれません。

心配な方は、医療機関に相談してみてください。

消化力を上げる

食事をローカーボに切り替える。サプリメントを大量摂取する。これら「肉体改造」のためのミッションを行う上で、欠かせない作業があります。それは、「消化力」を上げることです。

アスペルガーの人は、総じて消化力が低い傾向にあります。消化力が低いと、どんなに良い栄養素を摂っても吸収できず、ローカーボやサプリメントの効果も十分発揮されません。それどころか、たんぱく質などが未消化のまま腸内に送られ、毒素を発生することになりかねません。

アスペルガー人の消化力が低い理由のひとつに、ピロリ菌に感染している人が多いことが挙げられます。ピロリ菌は正式名称をヘリコバクター・ピロリといい、胃の中に生息して胃の粘膜を荒らし、胃炎や十二指腸潰瘍、胃潰瘍を引き起こす細菌です。日本人の50％以上がピロリ菌に感染しており、50歳以上では80％もの高率で菌を保持しています。

このピロリ菌がアスペによく見られるのは、免疫が弱く感染症にかかりやすいこと、消化器系の働きが慢性的に低下していることが原因かもしれません。また、アスペルガー人は栄養が不足しがちで、強いストレスにさらされていることから、必然的に腸が弱い傾向にあります。これもアスペの消化力が低い理由のひとつとなります。

ピロリ菌を退治するために最も効率的な方法は、抗生物質を使うこと。僕は、30歳以上の来談者には消化器内科でピロリ菌検査をしてもらっています。数値が高めなら、ビタミンAとビフィズス菌などのプロバイオティクス（善玉菌）を併用して投薬治療で根絶。その上でこの2つの栄養摂取を継続し、加えて、ビタミンC、オメガ3、亜鉛サプリメントを大量摂取する。さらに骨盤周辺の骨格を正して、胃腸を温める。ここまでやって、ようやく消化力が上がってくるのです。

食事でピロリ菌を減らす方法もありますが、時間がかかるし根絶できないので、再び菌が増える可能性があります。それならば、抗生物質で短期間に一気に全滅させてしまったほうが効率的です。

先ほども少し触れましたが、いきなり本格的なローカーボ食を始めても、消化力が追いつかない恐れがあります。そこで、まずは1日1食をローカーボにする。よく噛んで食べる（最低でも30回、できれば50回）。「強力わかもと」や「エビオス」といった市販の消化薬を飲む。最後に、バルサミコ酢かレモン汁を水で割って飲む。こういった工夫で、より消化力が上がります。バルサミコ酢は殺菌力が強いため、腸内の異常発酵を抑え、悪玉菌を減らす作用もあるのでお勧めです。

「体癖」を矯正する

ローカーボが無事定着したら、「体癖」の矯正に取り組みます。アスペルガー人の多くは、体の一部がこわばっていたり、斜めに傾いていたり、動作が不自然だったりという体癖があります。筋肉が凝ったり骨格が歪んだりしているので、そのまま運動に取り組むと、体のどこかを傷めてしまいます。

体癖を正しく矯正すると、疲れにくく、歩きやすくなります。血管を圧迫していた筋肉の緊張が緩むので、血流が良くなり、基礎代謝が上がります。また、ミルキングアクションの活性化が期待できます。ミルキングアクションとは、ふくらはぎの筋肉が静脈を圧迫し、心臓へ血液を押し戻す作用のこと。これが活性化すると、血流や代謝がますますアップします。血行が良くなれば、前頭葉の血流不足から起こるアスペの症状の改善にも期待がもてます。

実際にセッションで教えている正しい「立ち方」と「歩き方」を紹介します。

□立ち方（216ページ写真）

多くの人は、「良い姿勢」のつもりで、胸を張って腰を反らした立ち方をします。さらに女性の場合は、膝が内旋《ないせん》して内股になっていることが多い。しかし、人間にとって楽な姿勢は逆です。胸を張るのではなく、少し胸を落とす。腰を反らすのでなく、下腹部に力を入れて引っ込める。肩甲骨を軽く前に滑らせる。膝頭を正面に向け、つま先は軽く外側に向けます。

□歩き方（217ページ写真）

多くの人が間違えているのは、腕の振り方。腕を前に振り出してしまいます。そうではなく、腕を後ろに振った推進力で前に進むのです。また、太腿の前側の筋肉で足を無理やり持ち上げるのではなく、ふくらはぎの筋力で蹴り出して前に進むようにします。女性に多い膝の内旋については、膝頭を正面に向けて、足をまっすぐ前に出すように癖づけしましょう。

強制的に体を動かす

体癖を矯正したら、運動による健康効果を取り入れるために、来談者にはなんらかの運動を続けてもらいます。習慣化しやすく継続しやすいのは、３キロの速足ウォーキング、縄跳びや踏み台昇降、エアロバイクといったリズム運動を15分。これを週３回のペースで行うことをお勧めしています。

例のとおり、アスペルガー人はいったんスイッチが入れば、定期的に運動することは苦になりません。しかし、もともとセロトニン不足の怠け者ですから、スイッチが入るまでが難しい。そこで、「運動興奮」と「逆運動興奮」を利用します。

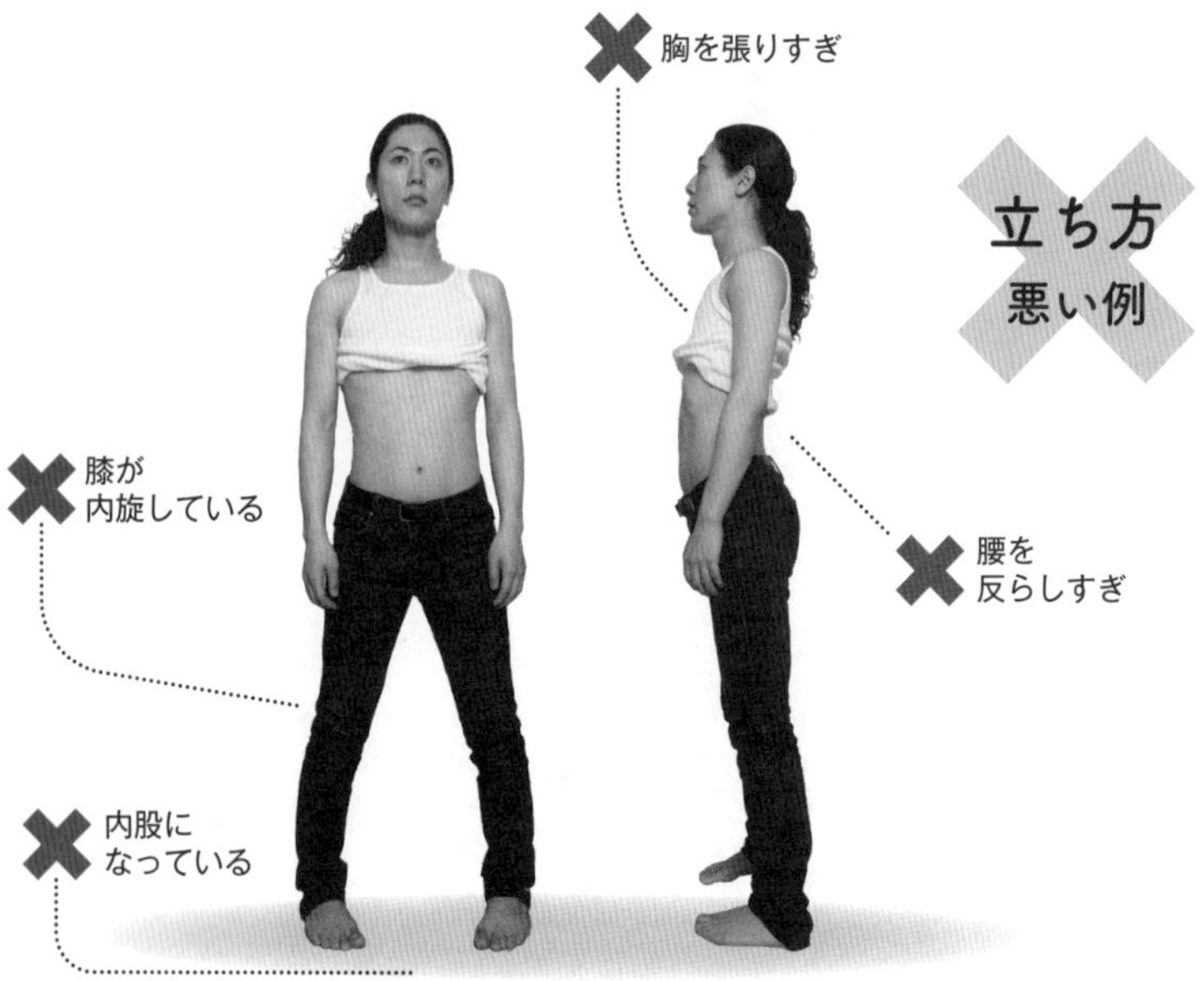
立ち方
悪い例
胸を張りすぎ
膝が
内旋している
腰を
反らしすぎ
内股に
なっている

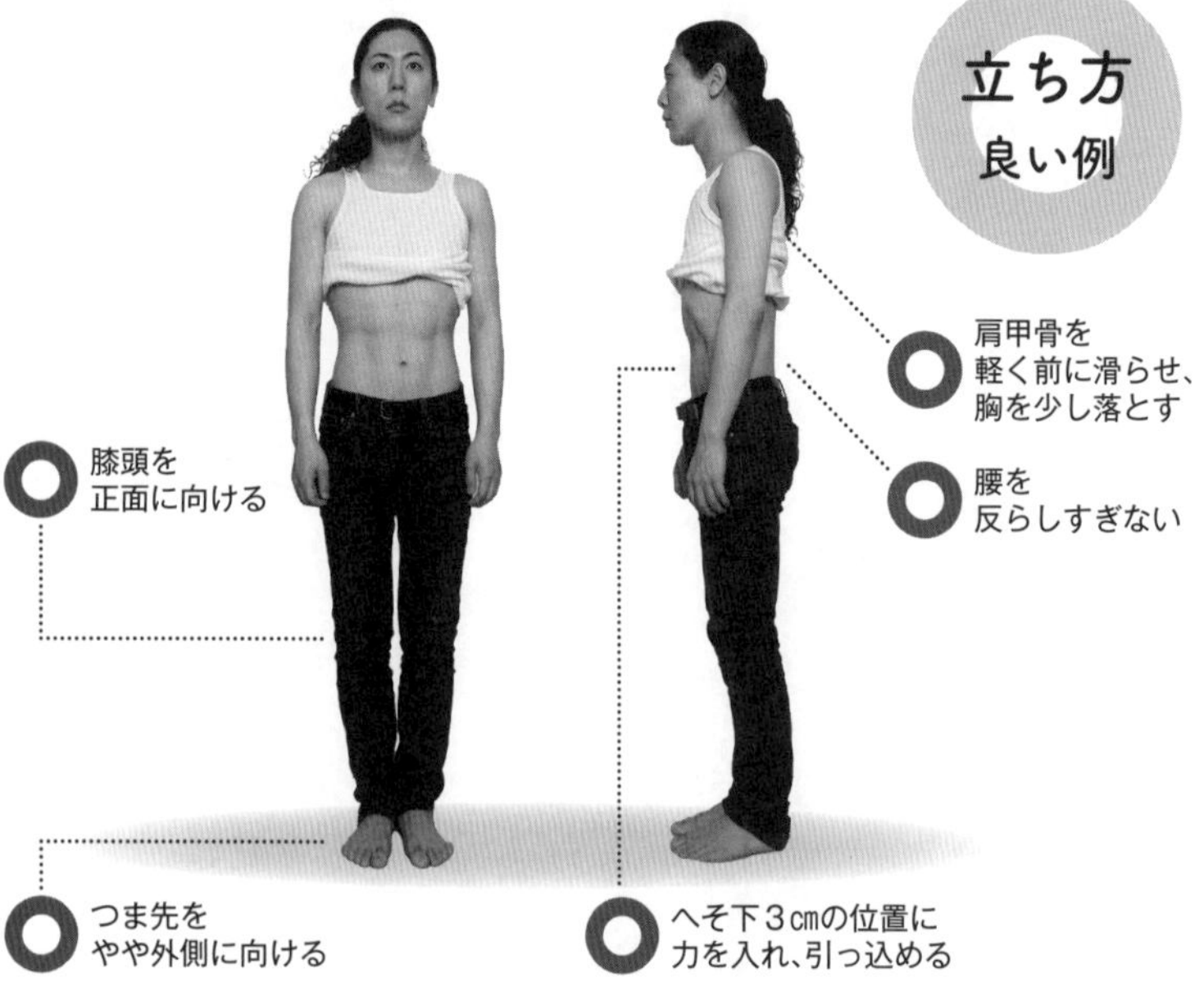
立ち方
良い例
肩甲骨を
軽く前に滑らせ、
胸を少し落とす
膝頭を
正面に向ける
腰を
反らしすぎない
つま先を
やや外側に向ける
へそ下３㎝の位置に
力を入れ、引っ込める

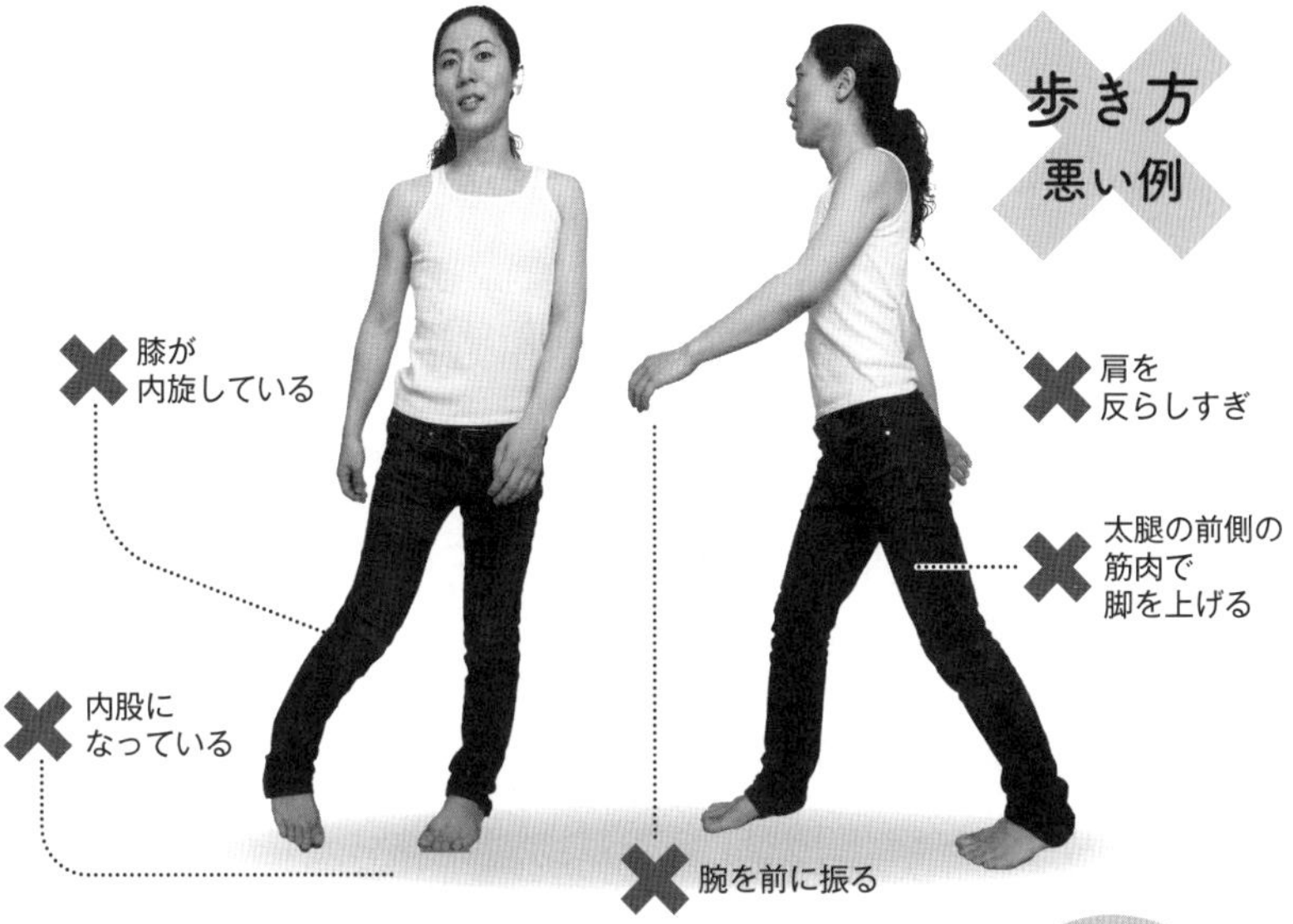
歩き方
悪い例
膝が
内旋している
内股に
なっている
腕を前に振る
肩を
反らしすぎ
太腿の前側の
筋肉で
脚を上げる

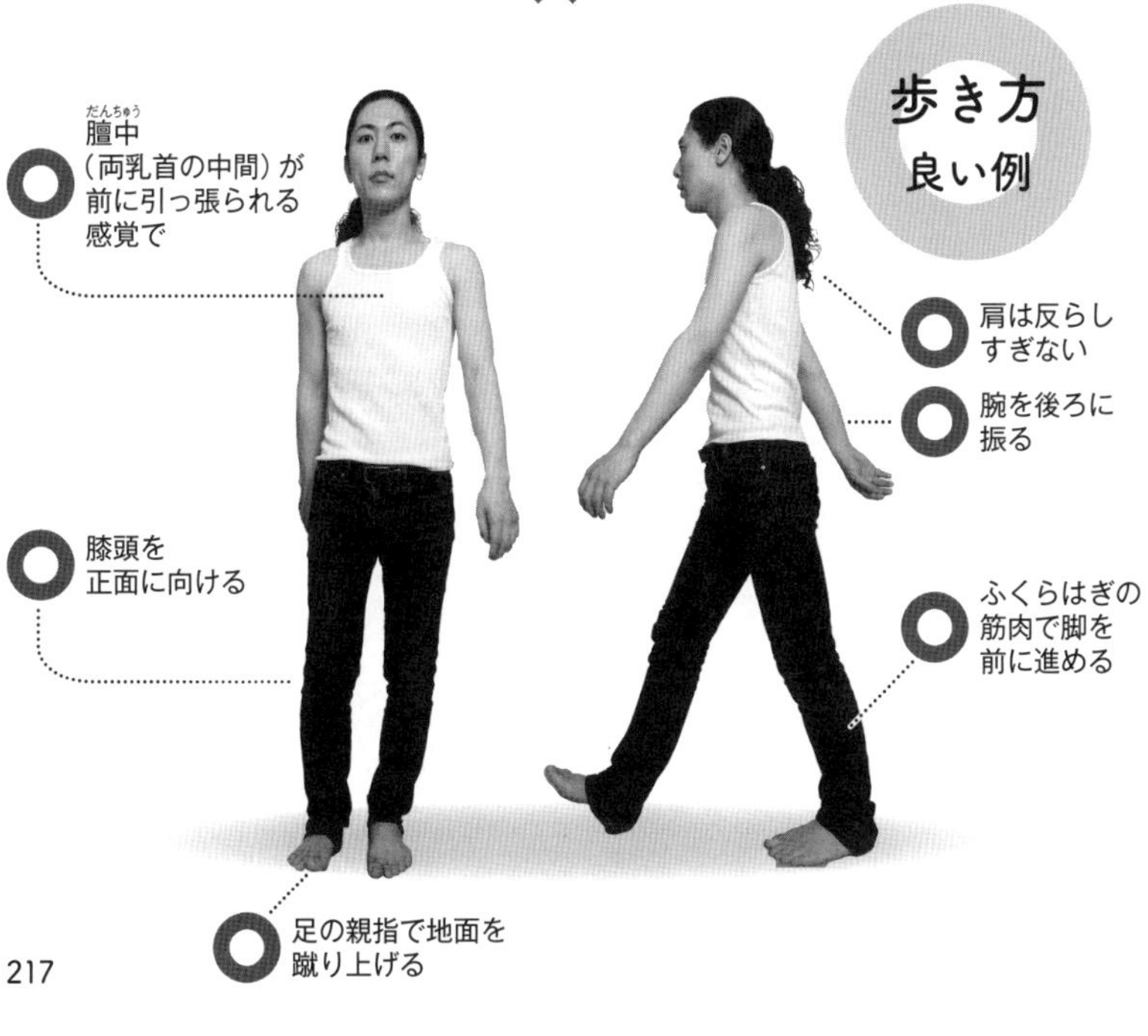
歩き方
良い例
膻中《だんちゅう》
（両乳首の中間）が
前に引っ張られる
感覚で
膝頭を
正面に向ける
足の親指で地面を
蹴り上げる
肩は反らし
すぎない
腕を後ろに
振る
ふくらはぎの
筋肉で脚を
前に進める

「運動興奮」とは、「やる気がないときでも、無理やり始めてしまえば、次第に気分が乗ってくる」ことをいいます。ランニングが面倒だと思いながらも、走り始めるとだんだん楽しくなってきて、気持ちよく目標の距離を走りきる。そんな経験が誰にでもあるでしょう。あれが運動興奮です。

あるいは、来客があるからと仕方なく掃除を始めたものの、気づいたら夢中になって、部屋の模様替えまでしてしまった。先延ばしにしてためてしまった仕事に手をつけたら、だんだん集中してきて一気に片付け、ついでに新しい企画書まで書き上げてしまった。これらも運動興奮です。

一方、「逆運動興奮」とは、この行動をとると、どんどんやる気を失っていくという現象のことです。例えば、朝、目が覚めたのになかなかベッドから出ない。ネットサーフィンをする。寝転んだままテレビを見る。こういった行動をとると、なぜか人はやる気を失い、だらだらし続けてしまいます。

同じ部屋にずっと居ること、同じ人とだけしか会わないことも逆運動興奮です。人間は刺激が少ないと代謝が下がってしまい、うつ状態に近づいていきます。ニートや引きこもりがうつっぽいのは、同じ部屋に引きこもっているからでもあるのです。

アスペルガー人が運動を習慣化させるためには、強制的に体を動かして運動興奮を呼び起こすこと。もうひとつは逆運動興奮を呼び起こす行動を避けることです。

次に逆運動興奮を呼び起こす、つまり「やる気がなくなる行動」をリストアップしますので、参考にしてください。

・椅子やソファーに浅くもたれるように座る
・床に座る
・寝転ぶ
・無表情
・小さい声で話す
・視線を下に向ける
・だらしない服装や髪形をしている
・元気がない人、憂うつな人と付き合う
・重く暗いニュースばかり見る、聴く
・同じ場所に居続ける

・浅い呼吸
・笑わない

行動を是正する（行動療法）

肉体改造がひととおり終わったら、次は「行動療法」を用います。行動療法とは、強制的にでもとにかく行動することで、良い習慣を身につける方法のことです。

人間は「心が変わったから行動も変わる」のではなく、心がどうであろうと、「強制的に行動を変えることで、心、思考、感情、意識が変化する」のです。ですから、好ましい行動を強制的に行うことでそれを習慣付け、アスペルガー人の思考や感情を良い方向に変化させることができるようになります。

ただし、思いついた行動を一度に全部とり入れたところで、挫折してしまいます。僕のセッションでは、新たにとり入れる行動療法は1カ月に2つまで。習慣化に成功したら、また新たに2つの行動をとり入れます。

一気に変化させるのではなく、少しずつスモールステップで変えていくのがコツです。例えば「朝、2時間早く起きる」のが目標なら、まずは2週間で15分ずつ早起きすることにします。こうすれば、2カ月以内に2時間の早起きが達成できます。2時間はハードルが高いけれど、15分なら抵抗なく取り組めて、結果的に目標を達成しやすいのです。

以下は、アスペルガー改善に有益な行動療法の例です。

- 寝転がらないように、ソファを撤去する
- だらだらとネットを見ないように、パソコンやスマートフォン、無線LANの電源を切っておく
- 早く寝るために、帰宅後は浴室に直行してシャワーを浴びる
- 嘘でもいいから、笑顔をつくる
- 朝起きたら、朝日を浴びて体内時計をリセットする
- クッキーの代わりにナッツを食べる

思考を是正する（認知療法）

アスペルガー人は劣等感が強く、否定的な認知を通してしか世の中を見ていません。ここでいう認知とは「思い込み」のことです。例えば「自分は無価値な存在である」という思い込みがあるから、「わざわざ時間をとってもらうのが申し訳ない」と人と会うことに消極的になってしまう。あるいは、相手がちょっとでもそっけない態度をとると、「やっぱり私に価値がないから、嫌っているんだ」と傷ついてしまう。これはまさに思い込みであり、「認知の歪み」です。その認知を強制的に是正していくのが「認知療法」です。

僕のセッションでは、認知療法として自己暗示をよく使います。例えば「無条件に自分が大好き」という言葉をひたすら唱えてもらう。毎日すきま時間に少しずつ、計20分間、必ず口に出して唱えるのがルールです。このとき、心を込める必要はありません。心を込めればなお良いのですが、最初のうちはなかなか難しいので、まずは淡々と。これは、脳に聞かせるために行います。

英単語を覚えるときは、見るだけでなく、書いたほうが覚えやすいですよね。書きながら口に出せば、さらに覚えやすい。それは入力の経路が増えて、多方面から脳に刺激を与えられるからです。ですから、できれば「私は無条件に自分が大好き」と書きながら唱えるのがベストです。

なかには「口にした瞬間に、『そんなことない』って私の心が否定するんですけど」と言う人もいます。それでもいいのです。唱え続けることで、強制的に新しい情報が入力され、やがて古い情報が追い出されていきます。脳の許容量は限られており、新しい情報を入れると、必然的に古い情報が抜け落ちていくのです。心でどう思っていようと、関係ありません。

この方法は、否定的な認知を書き換えるためにも有効です。例えば、わけもなく劣等感が襲ってきたときに、「これは本物の劣等感ではなく、アスペの症状にすぎない」と唱えます。何度も繰り返し口に出すことで、「思い込みだったんだ」という正しい認知に変わっていきます。これをさまざまな場面で応用すれば、否定的な認知を減らすことができます。

ただし、肉体改造をクリアしていなければ、認知療法はうまくいきません。セロトニン不足のままでは劣等感が強すぎて、どれほど自己暗示を繰り返しても、認知を塗り替えられないのです。僕のセッションで、まず最初に肉体改造を行うのは、こういう理由からです。

次に挙げるのは、アスペルガーの人が否定的な認知を是正するための自己暗示の言葉です。思い当たるものがあれば、何度も口に出してみてください。

- **私には好かれる価値がある**
- **私はあの人に嫌われる理由がない**
- **緊張しているのは、アスペだからにすぎない**
- **不安なのは、アスペだからにすぎない**
- **私は幸せになる価値がある**
- **私には好かれる価値がある**
- **嫌われたという過剰な懸念は、アスペ特有の症状にすぎない**
- **私は無条件に自分が大好き**
- **緊張していることに論拠はない。アスペとしての脳構造がそうさせているにすぎない**

・この不安と恐怖心に論拠はない。アスペとしての脳構造がそう思い込ませているにすぎない

才能を発揮するための「環境設定」

先ほどは、やらなければならない状況に来談者を追い込む「環境圧力」について解説しました。ここでは、来談者にとって心地よい環境を設定する「環境設定」のプロセスを解説します。

1つ目は、本人が才能を発揮しやすい環境です。具体的にいうと「どのような環境なら働きやすいか」を考えて、それに合った仕事を選ぶということ。すでに仕事に就いているなら、「いかに働きやすい環境に変えられるか」を考えます。

アスペルガーに共通するのは、例えば同時並行処理がない環境。パソコンをいじりながら電話に出て、資料作りの進捗《しんちょく》を気にかけつつメールをチェックする……こういった同時進行の作業は、アスペが最も苦手とするものです。アスペルガーが強みを発揮できるのは、次のような環境です。

・**複雑な人間関係の調整や政治的駆け引きが必要ない**
・**マニュアルが具体的である**
・**自分のペースで仕事ができる**
・**自分のスペースが守られている**
・**少人数である、または、自分の存在が目立たないくらい大人数である**
・**外部からの刺激が少ない**
・**突発的な変更がない**

これから就職する人は、この環境設定になるべく近い職場環境の仕事を選ぶことをお勧めします。そうしなければ、せっかく就職してもストレスを感じることが多く、才能を発揮するどころか、仕事を続けられなくなるかもしれません。

すでに就職している人は、現在の職場の中で、この環境設定にいかに近づけるかを考えます。例えば新聞記者だった来談者は、これまで会社で原稿を書いていたのを、ファミレスで書くようにしました。すると、自分のペースで仕事ができるので、ずいぶんストレスが減ったと言っていました。

ストレス解消のための環境設定

２つ目の環境設定は、「ストレスを解消するため」の作業です。本人が心から落ち着ける環境を設定し、その空間に身を置くことでストレスを解消してもらいます。生きているだけでストレスを感じてしまうアスペルガー人にとって、ストレスを解消することは、生活の上でなにより優先させるべきことです。好きな場所に身を置く時間を、強制的にでも確保するようにしましょう。

ストレス解消のための環境は、短期、中期、長期に分けて考えます。短期は毎日10分から15分で行ける場所。中期は週末に2、3時間で行ける場所。長期は年1、2回行ける場所です。例えば短期は近所のカフェや公園。中期はホテルのラウンジや海岸。長期は温泉や旅行というように、それぞれ自分の好きな場所を選び、実際に足を運ぶようにします。

このとき、家以外の場所を選ぶのがルールです。確かに家は落ち着きますが、リラックスはできません。やらなければいけない家事や雑事が目について、どうしても日常のストレスから切り離されないのです。

この短期・中期・長期に分けた環境設定は、場所だけでなく、ストレス解消のための活動にも応用できます。「これをやれば絶対ストレスを解消できる」という大好きなこと、いわばストレス解消の「儀式」を決めてもらい、どんなに忙しくても強制的に行います。例えば短期はギターを弾く。中期はサウナで汗を流す。長期はダイビングをする。こういった儀式を定期的に行うことで、本人はストレスをため込まずに済みます。

この儀式設定のポイントは、「いい大人なんだから」とか「もう若くないんだから」などと考えて制限を設けないこと。儀式になり得るようなものは、たいがい子どもの頃にやっていたことがベースになっています。「いい大人」がサバイバルゲームに夢中になってBB弾を打ちまくろうが、アキバ系の地下アイドルのライブで踊り狂おうが、まったく問題ありません。そう考えると、ワクワクして、いろいろな儀式が思い浮かんできませんか？

ストレスがマイナスの症状に直結するアスペルガー人にとって、このような環境設定は必要不可欠です。ぜひ皆さんも、強制力のあるストレス解消法を取り入れてみてください。

「適職探し」で成功を収める環境設定

近年、私のところに相談に来られる方々に顕著な例があります。本書を読まれている人の中にも左記のような自覚症状や悩みを抱えている方がいらっしゃるかもしれません。

・慢性的な体調不良
・自己肯定感の低さ
・傷つきやすさ
・不安感や恐怖心の強さ
・動揺しやすさに由来する情緒の不安定
・情緒の不安定に伴う二次障害的な精神疾患
・コミュニケーションや集団対応への苦手さから生まれる人間関係の悩み
・発達障害の子どもの療育
・20代後半から40代前半の方の適職探し

以上が主たるものです。そして相談の行き着く先は「自分にとって仕事面での適性とはなにか」という悩みに収れんされるのが特徴です。

それはいったいなぜでしょうか。いくつかその要因を挙げてみます。

・人は、他人と関わることで自己の存在証明を得て自分を救おうとする
・社会全体として、長期的な将来への不安が強くなっている
・現在の不適応な職種によって発生している地獄をどうにかしたい
・生まれてから現在までの失敗体験の多さ、という恨みを晴らしたい

コロナ禍によるリモートワーク、人と接しない時期も続きました。一方で仕事はデジタルを使っているのか、デジタルに人は使われているのか。人手不足の時代とはいえリストラは容易に起こり、見通しが立たない不確実な時代を人々はいま生きています。

それらの要因から起こる悩みに対してどのように克服すればよいでしょうか。

1 自分の取り扱い説明書をしっかりと作っていくこと

2 その上で、可能な範囲で自分の能力を発揮することができる適正環境をつくっていくこと

3 多少の体づくりをすることが大事

4 多少の実行機能の開発

5 発達障害の前向きなコミュニティに属すること

6 未来社会に希望を見いだすことができる有益な情報をたくさん（この国の復活を論理的に説明する知性）自分に入力すること

以上が前述した悩みを少しずつ克服していく上でとても重要なことです。

そこで私が近年注目し、吉濱セッションの新たな試みとして重要視しているのが5の「発達障害の前向きなコミュニティに属すること」です。それは、コミュニティを形成し、そこでzoomなどによる相互観察で継続性を高めていくこと。

発達障害を改善する方法は、高いエビデンスに基づいた形ですでに揃っています。

しかし、発達障害特有の問題点のひとつとして、継続性のなさがある。つまり、結果として改善法を自分一人では継続することが非常に難しいのです。ゆえに改善が得られない。それどころか、続けられない自分への嫌悪と絶望感で、かえって事態は悪化してしまうこともあります。

そこで、コミュニティの中でお互いに励まし合いながら、健全な範囲での相互観察ができる環境をつくり出すこと。それが各々が継続性を高めていける要因になっていることがわかりました。

それがいま吉濱セッションの新たな試みとして、着実な成果を上げられていることを私は実感しています。

才能を見つける

症状の改善が進んだら、いよいよクライマックスです。才能を見つけて伸ばし、それを活用することで社会への貢献力を高めていきます。

才能といっても、最初から際立っているわけではありません。トップアスリートだって、子どもの頃は「運動の得意な子」ぐらいだったはず。日々の鍛練によってその才能を伸ばし、素晴らしい成績を挙げる選手に成長していったのです。誰しも生まれながらに才能を持っています。それに気づいてあげることが、始めの一歩です。

才能を探すときには、過去を振り返ってみるとよいでしょう。子どもの頃に得意だったこと、夢中になったことが才能につながっているものだからです。思い出の品や写真を見たり、家族や友人から昔の話を聞いたりすると、思いがけないヒントを得られるものです。

また、才能を見つける際に指標になるポイントがあります。

- **初めてやってみたのに、なぜか上手にできる**
- **その分野の知識や技術をすぐに身につけられる**
- **身につけた知識や技術が、あっという間にセミプロレベルに上達する**
- **スムーズに美しくこなすことができる**

これらのポイントをすべて満たしているものがあれば、自分の才能として磨いていく価値があるといえるでしょう。

才能を伸ばす

「才能を伸ばす」というと身構えてしまうかもしれませんが、なにも特別なことをするわけではありません。正しいルールに則ってやるべきことをやれば、誰でも着実に伸ばしていくことができます。

心構えとして大切なのは、「自分が怠け者であると自覚すること」と「才能が開花するまでは、才能の開発のみに集中すること」です。いくら才能があったところで、それに胡坐《あぐら》をかいていては、うだつが上がらずに終わってしまいます。磨いてこその才能です。自分が怠惰であることを認め、それを自ら戒め、才能を磨くことだけに集中しましょう。

まず、才能を磨くために、肉体と集中力を強化します。肉体の強化については、これまで説明してきた肉体改造の内容を継続することです。集中力については、才能を発揮するジャンルによって集中法は違ってきます。ただ、共通して言えるのは、集中を妨げるようなものを徹底して排除する必要があるということです。これは環境設定にも関わってきますが、ついネットサーフィンしてしまったり、マンガを読んでしまったりすることのないよう、集中しやすい環境づくりをしていきましょう。

そして、才能を伸ばすための効率的な方法として、「快楽学習」を使います。これは「○○をやるとご褒美がもらえる」と脳に覚えさせるやり方です。手伝いをしたとき、「ありがとう。すごく助かったよ」と言われたら、子どもは喜び、また手伝いをしたくなります。これと同じ状況をつくってあげるのです。「ここまでできたらご褒美に外食する」でもいいし、「えらい、よくやったね」などと声に出して自分を褒めてあげるだけでも効果があります。耳から入った褒め言葉で脳が喜び、また褒められたくなって繰り返すというわけです。最初はちょっと気恥ずかしいですが、周囲に誰もいないときにでも、ぜひ試してみてください。これでなかなか効果があるんです。

才能を生かす

アスペルガー人が才能を生かすには、その才能を活用することだけに集中できる環境づくりが最も重要です。例えばアートの才能を生かしたいなら、雑務などをできる限りアウトソースし、自分が創作活動に専念できるようにしてください。これは、職場選びのポイントにもなります。自分の才能とは関係ない事務作業などに追われず、実務に専念できる環境であるかどうか。就職先を探す際には、ここをチェックするようにしましょう。

また、才能を発揮せざるを得ない環境圧力を課すことも、大変効果的です。SNSなどで現在の取り組みを公表してサボれなくしてしまうとか、作品やサービスを作る前に受注してしまうとか。「やらなきゃヤバい」という窮地に自分を追い込み、逃げられない状況をつくってしまうのです。

アスペルガーの症状が改善したところで、才能を発揮できる場にいなければ、適応障害を起こしてしまいます。定型発達の人と違い、なんとなくうまくやっていくということはできません。しかしその分、才能のポテンシャルが高くなっているのです。それを進展させ、活用することができれば、これまでとはまったく違う充実した人生が花開くことでしょう。

おわりに

ここまで、隠れアスペルガーについて説明してきました。本書をお読みの皆さんの中にも、「少し当てはまるものがあるな」とか「自分は隠れアスペルガーかもしれない」などと思われた方もいらっしゃることでしょう。なんでもないことにつまずいてしまったり、劣等感が強かったり、自分のことが許せなかったり。「なんとなく生きにくい」そう思ったら、本書を片手に、ぜひ、改善に取り組んでみてください。

ひとつ、くれぐれも誤解しないでいただきたいのですが、隠れアスペルガーは、治すべきマイナスではありません。生かすべきプラスなのです。そのプラスを大きく伸ばして、社会で活躍されている方もたくさんいます。

本書で隠れアスペルガーについて解説してきたのは、隠れアスペルガーのマイナス部分が前面に出てしまい、困っている人があまりにも多いから。そして、プラスを生かして活躍している人も、活躍の裏に大きな悩みを抱えているからです。

アスペルガーも隠れアスペルガーも、才能あふれる素晴らしい人材です。ただ、そのマイナス面ばかりが目立つため、周囲の理解が追いついていないだけ。アスペルガー本人も、そのご家族も、学校の先生や企業のリーダーも、ぜひ、アスペルガーについて知ってほしい。そして、マイナス面を抑え、プラス面を伸ばすような環境づくりに協力してほしい。アスペルガーが活躍しやすい環境さえ整えることができれば、その能力の高さにきっと驚くことでしょう。そのうち企業ではアスペルガー採用枠が設けられるようになるかもしれません。

日本はいま、経済も産業も文化も、非常に成熟しています。これは、もう既存のやり方では伸び代がないということです。先細りの未来図しか描くことができず、閉塞感に覆われています。これを打破すべく、このところしきりに「イノベーション」という言葉が叫ばれています。先述したとおり、アスペルガーは、大きなイノベーションの担い手となることが期待されます。

これまでの歴史を振り返っても、イノベーションを起こしてきたのは、他ならぬアスペルガーたちなのです。偉人といわれて名の挙がる人物のうち、実に8割以上はアスペルガーだといえます。もちろん、偉人たちがアスペルガーだと診断されていたわけではありません。発達障害やアスペルガーという言葉が使われるようになったのは

おわりに

ここ数十年ですから。しかし、伝記などに残されたエピソードを見てみると、まぎれもなくアスペルガーであったことがわかります（ＡＤＨＤの人も少なからずいます）。当たり前のことが当たり前にできず、生きづらさに悩むアスペルガー当人は、「もっと普通になりたい」と願うかもしれません。しかし、普通ではない結果を出すことができるのは、普通ではない人だけなのです。

アスペルガーという特徴をもつ皆さんは、普通ではないかもしれません。しかし、脳の器質障害という不足をもつ代わりに、偉業の種をもって生まれたのです。この種をどうぞ育み、大輪の花を咲かせてください。

僕は、アスペルガーが日本を、いや、世界を救うと思っています。本気で思っています。だからこそ、こうしてアスペルガーの皆さんに、自分たちの素晴らしさを知ってもらおうとしているのです。才能を見つけ、開花させ、社会の役に立ててほしいのです。百年後の子どもたちは、こんなことを言っているかもしれません。「僕もアスペルガーに生まれたかったな」と。

吉濱ツトム

新装増補版 あとがき

「隠れアスペルガー」の最大問題を解決するために

２０１６年の本書初版を刊行した当時と比べると、アスペルガー、隠れアスペルガーに対する世の中の見方、考え方はだいぶ変わってまいりました。

当初、アスペルガーの人に対しては、「特殊」「劣位的存在」「問題児」といったとらえ方が大半でした。そうです、周囲は差別や偏見が満ちあふれていたのです。

また実際に、アスペルガーの人はそれを指摘されると激怒する当事者や親御さんが大勢いました。

しかし、現在は「アスペルガー」は負のイメージはあるものの、一方で「特性」あるいは「自分取り扱い説明書のひとつ」として自ら抵抗なく受け入れる、または周囲から受け入れられる場合が増えてきました。

とはいえ、「発達障害＝個性」と言い切ってしまうことには問題がありま
す。発達障害の人にとっては、それでも生きづらさがあることは否定できま
せん。

当人たちにとってはそんな自分の特性の生かし方や、不得意分野への改善
の仕方がわからない人が大半だからです。それゆえ「発達障害＝ダメなや
つ」という認識は、いまも社会に根深く存在しているのが事実です。

一方で、「発達障害」と診断のついた人は、法的支援を受けられやすくも
なりました。しかし、「隠れアスペルガー」の場合はどうでしょうか？

「隠れアスペルガー」は専門医からも発達障害とは認定されていないために、
周囲の理解を得ることが非常に難しい。

結果として、症状が明確に出ている「真性（？）発達障害の人」よりも、
この世の中でサバイバルすることが「隠れアスペルガー」にとっては常に困
難な状況がつきまとっています。それによって、心身に何らかの二次障害を
引き起こし社会から離脱していかざるを得ない。

以上を踏まえると、発達障害の最大問題は、「隠れているから」なのは言うまでもありません。

ならば、社会の中で周囲から「短所（？）」とみなされることの副作用としての「長所」をいかに伸ばし、それを発揮させていくか。要は、自分が置かれた場所への環境設定の仕方がなにより重要になってくるのです。

増補改訂版の本書ではそのことを強調しながらも、隠れアスペルガーにとってより良き人生を歩むことができるヒントになることを心から願っております。

吉濱ツトム

二〇二三年三月

構成　伊藤あゆみ
装幀　石間淳
本文デザイン　フロッグキングスタジオ
校正　東京出版サービスセンター

吉濱ツトム

よしはま・つとむ

発達障害カウンセラー。幼い頃より自閉症、アスペルガーとして悩み、長期間にわたる「ひきこもり」を経験。悲惨な青春時代を歩むが、自ら発達障害の知識の習得に取り組み、あらゆる改善法を研究し、実践した結果、数年で典型的な症状が半減。26歳で社会復帰。以後、自らの体験をもとに知識と方法を体系化し、カウンセラーとなる。同じ症状に悩む人たちが口コミで相談に訪れるようになり、相談者数は2000人を超える。現在、個人セッションのほか、教育、医療、企業、NPO、公的機関からの相談を受けている。著書に『アスペルガーとして楽しく生きる』(風雲舎)、『発達障害の人のための上手に「人付き合い」ができるようになる本』(実務教育出版)、『今ひきこもりの君へおくる 踏み出す勇気』(KKベストセラーズ) などがある。

隠《かく》れアスペルガー
という才能《さいのう》
＜新装増補版＞

2023年3月30日　初版第1刷発行

著者　吉濱《よしはま》ツトム
発行者　小川真輔
編集者　鈴木康成
発行所　株式会社ベストセラーズ
〒112-0013 東京都文京区音羽1-15-15 シティ音羽2階
電話　03-6304-1832（編集）
　　　03-6304-1603（営業）

印刷製本　錦明印刷
DTP　オノ・エーワン

ISBN978-4-584-13988-2 C0011